Naturkosmetik

selber machen:

300 vegane & nachhaltige Produkte selber machen. Das DIY Buch zum selber machen statt kaufen. Umweltfreundliche Produkte & Bio Kosmetik (auch für empfindliche Haut)

Mia Laarmann

1. Auflage

2021

Inhaltsverzeichnis

Über die Autorin

Mia Laarmann ist ausgebildete Kosmetikerin mit staatlich geprüftem Abschluss. Bereits in Ihrer Ausbildung interessierte sie sich stark für Naturkosmetik, da sie schnell gelernt hat, wie schädlich einige chemische Zutaten sein können. Außerdem hatte sie persönlich immer wieder mit Hautproblemen zu kämpfen. Herkömmliche Pflegeprodukte haben zum Teil allergische Reaktionen ausgelöst, statt die Haut zu pflegen. Dies war sehr frustrierend, bis sie sich selber informiert hat, welche natürlichen Zutaten angewendet werden können, um gesunde Naturkosmetik herzustellen. Sie hat sich die letzten Jahre einige Rezepte herausarbeitet und teilt dies neu in ihrem Buch «Naturkosmetik selber machen». Viel Spaß beim rumtüfteln!

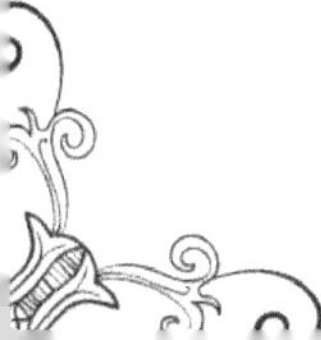

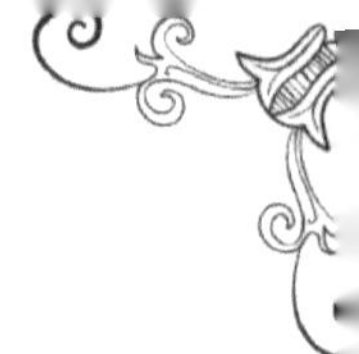

Einleitung

Hast du schon einmal Naturkosmetik selbst gemacht? Sich seine eigene Kosmetik herzustellen ist viel leichter als gedacht! Dazu ist sie sehr viel hautverträglicher, da auf sämtliche Zusatzstoffe wie Konservierungsstoffe, Mineralöle, Silikone und Parabene verzichtet wird.

Stattdessen werden rein natürliche Stoffe verwendet, die aus der Natur stammen. Ich habe dir in diesem Buch meine beliebtesten Rezepte zusammengestellt, sodass du von nun an deine eigene Naturkosmetik herstellen kannst.

Dabei habe ich mich auf alle wichtigen Körperbereiche konzentriert, damit du für jeden Anlass das perfekte Naturkosmetik-Rezept findest.

Du findest in diesem Buch nicht nur Cremes und Peelings, sondern erfährst auch wie du deine eigene Zahncreme oder einen hautverträglichen Sonnenschutz anrührst. Alle Rezepte sind zudem vegan und kommen vollkommen ohne tierische Produkte aus.

Zudem sind viele Rezepte, aber nicht alle Rezepte, auch für Allergiker geeignet. Vor der Anwendung solltest du jedoch einen Allergietest machen oder deinen Hausarzt zu Rate ziehen, um sicher zu gehen, dass Unverträglichkeiten ausgeschlossen werden können. In seltenen Fällen können allergische Reaktionen auftreten, die es zu vermeiden gilt.

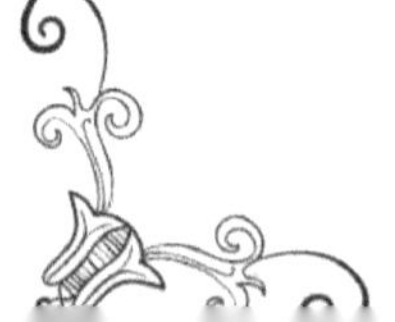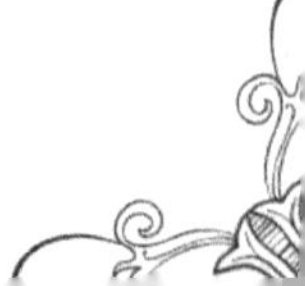

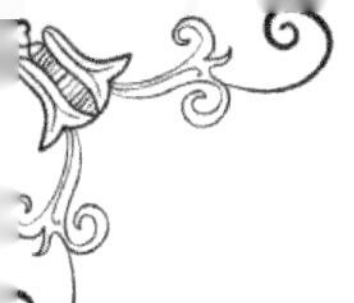

Besonders bei Hautkrankheiten wie Ekzemen, Rötungen, Akne, Neurodermitis, Rosacea Schuppenflechte, Hautkrebs, Herpes, Warzen, Bläschen und anderen Hautkrankheiten solltest du zuvor mit deinem Arzt besprechen, welche Inhaltsstoffe für dich geeignet sind.

Bevor du bestimmte Produkte im Gesicht verwendest, solltest du an einer bedeckten Hautstelle das jeweilige Produkt testen, um zu schauen, ob du darauf allergisch reagierst. Sollte es zu einer allergischen Reaktion kommen, wasche das Produkt sofort ab. Zudem sind die einzelnen Produkte nicht zur Einnahme empfohlen und sollten nur äußerlich angewendet werden.

In vielen Fällen kannst du die ätherischen Öle einfach aussparen, wenn sie für dich zu reizend sind. Viele Rezepte kommen auch ohne diese Stoffe gut aus. Du findest auch einige Rezepte, die von vornherein gänzlich auf ätherische Öle verzichten und somit allergikerfreundlich sind.

Die meisten Rezepte kommen mit wenigen Grundzutaten aus, sodass du nicht sofort viele verschiedene Zutaten auf einmal kaufen musst. Zudem kannst du auch viele Zutaten neu miteinander kombinieren, sodass du deine ganz eigene Hautpflege kreieren kannst. Falls die Herstellung der Rezepte nicht beim ersten Mal klappen, keine Sorge! Versuche auch selber für dich herauszufinden, was du magst. Magst du die Creme eher dickflüssig oder dünnflüssig? Möchtest du deinen Lippenstift eher knallrot oder gefällt dir ein helleres rot? Deinen Fantasien sind

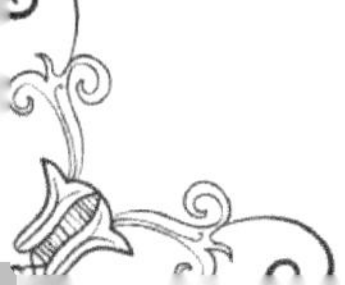

keine Grenzen gesetzt! Dieses Buch soll dich inspirieren und dir Ideen geben, um selber die besten Rezepte nur für DICH herzustellen. Aus diesem Grund wirst du meist ein, zwei Versuche mehr brauchen, bis dein Rezept perfekt wird und welche Menge der Zutaten für dich passt.

Ich wünsche dir viel Spaß beim Nachmachen!

Gesicht

Cremes und Seren

Calendula Creme

Zutaten:

- 250 ml Jojobaöl

- 25 g Carnaubawachs

- 2 Tassen Ringelblumenblüten

Anleitung:

Ringelblumenblüten zerkleinern. Zusammen mit dem Jojobaöl in einen Topf geben und leicht erhitzen. Für 15 Minuten ziehen lassen. Die Mischung durch ein Leinentuch geben und abseihen. Das Öl zusammen mit dem Wachs noch einmal im Wasserbad erhitzen, sodass das Wachs schmilzt. Die Creme in einen Tiegel abfüllen und auskühlen lassen.

Aloe Vera Creme

Zutaten:

- 25 g Kokosöl

- 2 g Carnaubawachs

- 10 g Kakaobutter

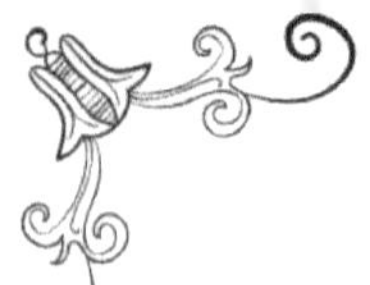

- 7 g Emulsan

- 80 ml destilliertes Wasser

- 100 g Aloe Vera Gel

Anleitung:

Die Fette in einem Wasserbad schmelzen. Emulsan gründlich einrühren. Das Wasser hinzufügen und kräftig rühren. Anschließend das Aloe Vera Gel hinzufügen und erneut verrühren. Die Creme in einen Tiegel füllen und auskühlen lassen.

Creme mit Traubenkernöl

Zutaten:

- 15 ml Traubenkernöl

- 3 g Emulsan

- 2 g Sheabutter

- 30 ml destilliertes Wasser

- 3 Tropfen Wildrosenöl

Anleitung:

Sheabutter in einem Wasserbad erhitzen und schmelzen. Emulsan und Traubenkernöl hinzufügen und gut verrühren. Etwas abkühlen lassen. Destilliertes Wasser erwärmen und in die Öl-Mischung geben. Anschließend das ätherische

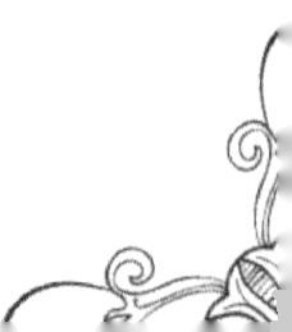

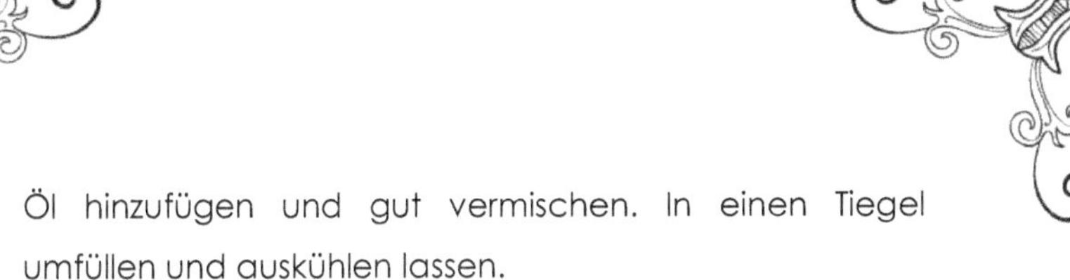

Öl hinzufügen und gut vermischen. In einen Tiegel umfüllen und auskühlen lassen.

Gesichtscreme gegen unreine Haut

Zutaten:

- 50 g Sonnenblumenwachs

- 120 ml Argan Öl

- 120 ml Weizenkeimöl

- 90 ml Rosenwasser

- 5 Tropfen Teebaumöl

Anleitung:

Öle und Wachs in einem Wasserbad erhitzen und schmelzen. Rosenwasser leicht erwärmen. Nach und nach das Rosenwasser mit einem Handmixer in die Öl-Mischung einrühren. Zum Abschluss das Teebaumöl hinzufügen. Die Creme in einen Tiegel umfüllen.

Anti-Aging Nachtcreme

Zutaten:

- 15 g Jojobaöl

- 10 g Mandelöl

- 5 g Emulsan

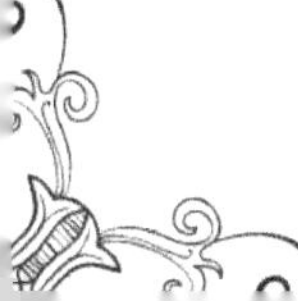

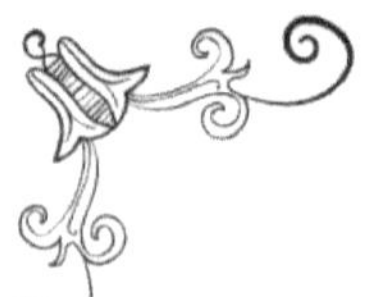

- 5 g Sheabutter

- 50 g destilliertes Wasser

- 4 Tropfen Vitamin E

- 8 Tropfen Bergamotte

- 15 Tropfen Hyaluron-Fluid

Anleitung:

In einem Wasserbad Öle und Emulsan erwärmen und auflösen. Sheabutter hinzufügen und ebenfalls schmelzen. Destilliertes Wasser erwärmen und zu den Ölen geben. In ein kaltes Wasserbad stellen und rühren bis eine cremige Masse entsteht. Die restlichen Zutaten hinzufügen und in einen Tiegel geben. Auskühlen lassen.

Hanföl mit Rose

Zutaten:

- 50 ml Hanfsamenöl

- 7 Tropfen Rosengeranie

Anleitung:

Beide Zutaten in eine Flasche füllen und sanft hin und her schwenken, sodass sich die Zutaten gut miteinander verbinden. Das Öl auf die feuchte Gesichtshaut auftragen.

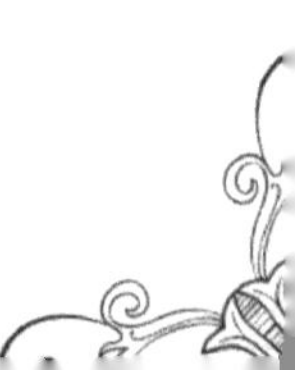

Reichhaltiges Gesichtsöl

Zutaten:

- 15 ml Granatapfelsamenöl
- 15 ml Macadamianussöl

Anleitung:

Beide Öle in eine Flasche geben. Die Flasche verschließen und anschließend kräftig schwenken, damit sich die Öle vermischen. Das Öl auf die feuchte und gereinigte Haut auftragen.

Gesichtsöl für trockene Haut

Zutaten:

- 30 ml Mandelöl
- 10 Tropfen Geranienöl
- 5 Tropfen Neroli
- 5 Tropfen Zitronenöl

Anleitung:

Mandelöl mit den ätherischen Ölen in eine kleine Falsche füllen. Flasche verschließen und gut schwenken, damit sich alles miteinander verbindel. Auf dio feuchte Haut auftragen.

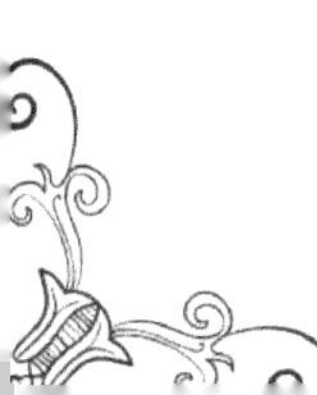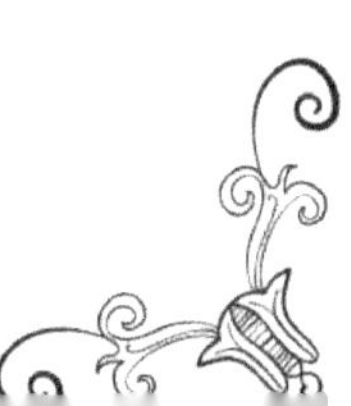

Gesichtsöl für Mischhaut

Zutaten:

- 30 ml Mandelöl

- 10 Tropfen Rosenöl

- 10 Tropfen Sandelholzöl

Anleitung:

Alle Zutaten miteinander in einer kleinen Falsche vermengen. Flasche verschließen und leicht schütteln bis sich alles miteinander verbindet.

Gesichtsöl für ölige Haut

Zutaten:

- 30 ml Mandelöl

- 10 Tropfen Lavendelöl

- 5 Tropfen Bergamotteöl

- 5 Tropfen Muskatellersalbeiöl

Anleitung:

Die Zutaten zusammen in einer Flasche vermengen. Flasche verschließen und hin und her schwenken bis sich alles miteinander verbunden hat.

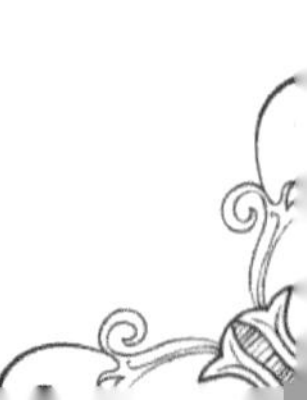

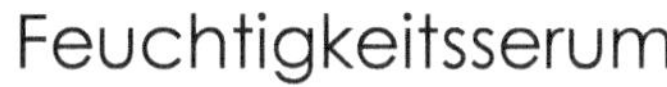

Feuchtigkeitsserum

Zutaten:

- 2 EL Aloe Vera Gel
- 1 EL Jojobaöl
- 5 Tropfen Lorbeeröl

Anleitung:

Alle Zutaten in eine Schüssel geben. Gut miteinander verrühren, sodass sich die Zutaten vermischen. Das Serum in eine Flasche umfüllen. Vor der Tagescreme auftragen.

Glow-Serum

Zutaten:

- 4 TL Aprikosenkernöl
- 1 TL Wildrosenöl
- 1 TL Nachtkerzenöl
- 3 Tropfen Sanddornfruchtfleischöl
- 1 ml Vitamin E

Anleitung:

Alle Zutaten in eine Flasche füllen. Flasche verschließen und gut schütteln, damit sich die Zutaten miteinander verbinden. Das Serum auf die feuchte Haut auftragen und einmassieren.

Reichhaltige Augencreme

Zutaten:

- 20 g Jojobaöl
- 4 g Emulsan
- 5 g Sheabutter
- 35 g Rosenwasser
- 25 g Aloe Vera Gel
- 4 Tropfen Vitamin E
- 6 Tropfen Biokons

Anleitung:

Jojobaöl und Emulsan in einem Wasserbad schmelzen. Sheabutter hinzufügen und gut verrühren. Rosenwasser erwärmen und zu den Ölen geben. Aloe Vera hinzufügen. Alles in ein kaltes Wasserbad stellen und so lange rühren bis eine cremige Konsistenz entsteht. Die restlichen Zutaten dazu geben und in einen Tiegel füllen. Auskühlen lassen.

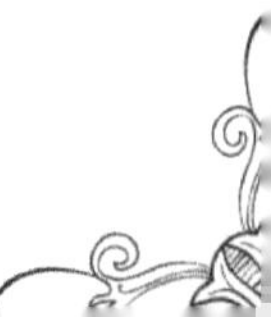

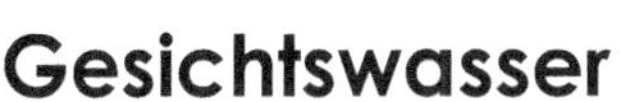

Gesichtswasser

Rosenwasser

Zutaten:

- 125 ml destilliertes Wasser

- 1 Fl. Rooibos Tee

- 1 EL Aloe Vera Konzentrat

- 2 EL Rosenwasser

- 20 Tropfen Rokonsal

Anleitung:

Rooibos Tee mit heißem Wasser übergießen und für 20 Minuten ziehen lassen. Abkühlen. Alle Zutaten in eine Flasche geben und kräftig schütteln, damit sich die Zutaten verbinden. Das Rosenwasser mit einem Wattepad auf das gereinigte Gesicht auftragen.

Lavendelwasser

Zutaten:

- 50 ml Lavendelwasser

- 50 ml Rosenwasser

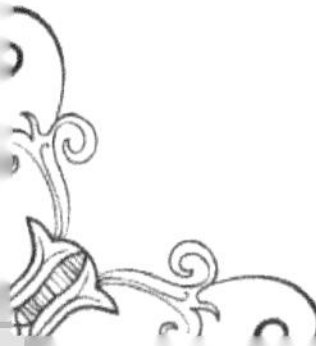

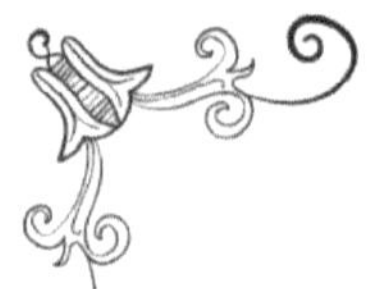

Anleitung:

Lavendelwasser und Rosenwasser in eine Flasche füllen. Einmal gut schütteln, um die Zutaten zu verbinden. Auf das gereinigte Gesicht auftragen.

Gesichtswasser gegen unreine Haut

Zutaten:

- 25 ml naturtrüber Apfelessig

- 75 ml destilliertes Wasser

Anleitung:

Beide Zutaten in einer Flasche miteinander vermengen. Die Flasche gut schütteln, um die Zutaten zu verbinden. Auf das gereinigte Gesicht auftragen.

Gesichtswasser gegen unreine Haut

Zutaten:

- 40 ml Hamameliswasser

- 10 ml Aloe Vera Saft

Anleitung:

In eine Flasche beide Zutaten miteinander vermischen. Flasche verschließen und kräftig schütteln, damit sich die Zutaten verbinden. Nach der Reinigung auf das Gesicht auftragen.

Gesichtswasser gegen trockene Haut

Zutaten:

- 1/2 Bio Gurke

- 1 EL Zitronensaft

- 3 EL destilliertes Wasser

Anleitung:

Gurke waschen und schälen. Alle Zutaten in einen Mixer geben und für 1 Minute lang mixen. Das Gesichtswasser direkt auf dem gereinigten Gesicht anwenden und nicht lagern.

Gesichtswasser für Mischhaut

Zutaten:

- 1 Handvoll getrocknete Lindenblüten

- 5 ml Aloe Vera Gel

- 250 ml destilliertes Wasser

Anleitung:

Die Lindenblüten mit heißem Wasser übergießen und zugedeckt für 30 Minuten ziehen lassen. Den Sud abseihen

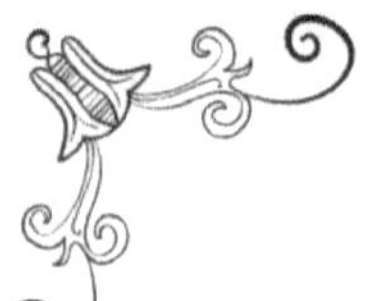

und mit dem Aloe Vera Gel vermischen. Alles in eine Flasche füllen und auf dem gereinigten Gesicht auftragen.

Gesichtswasser mit grünem Tee

Zutaten:

- 1 EL grüner Tee
- 1/2 Zitrone
- 50 ml destilliertes Wasser

Anleitung:

Zitrone waschen und auspressen. Den grünen Tee in die Zitrone geben und für 10 Minuten ziehen lassen. Anschließend mit heißem Wasser übergießen und abkühlen lassen. Alles durch ein Sieb geben und in eine Flasche abfüllen.

Gesichtswasser mit Kamille

Zutaten:

- 3 EL Kamillenblüten
- 50 ml Apfelessig
- 2 Tassen Wasser

Anleitung:

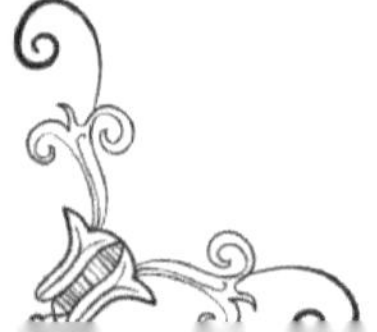

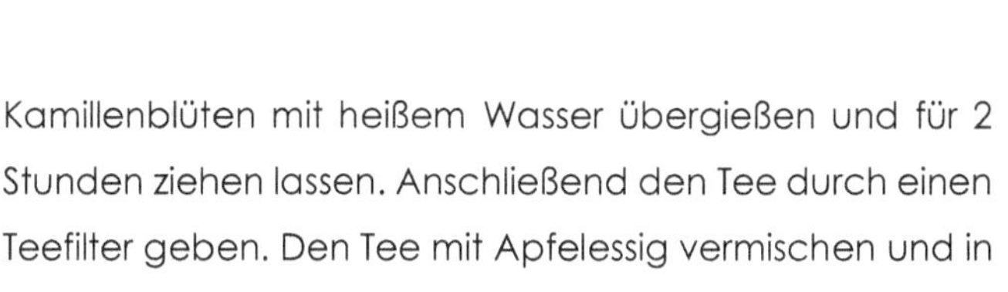

Kamillenblüten mit heißem Wasser übergießen und für 2 Stunden ziehen lassen. Anschließend den Tee durch einen Teefilter geben. Den Tee mit Apfelessig vermischen und in eine Flasche abfüllen.

Gesichtswasser mit Ringelblumen

Zutaten:

- 3 EL Ringelblumenblüten

- 2 EL Kamillenblüten

- 3 EL Aloe Vera Saft

- 1 Tropfen Minzöl

Anleitung:

Ringelblumenblüten mit 70 ml heißem Wasser übergießen. Kamillenblüten mit 50 ml heißem Wasser übergießen. Beides für 15 Minuten ziehen lassen. Den Sud durch ein Teefilter geben. Anschließend mit den restlichen Zutaten vermischen. Alles in eine Falsche abfüllen.

Reiswasser für empfindliche Haut

Zutaten:

- 50 g Reis

- 100 ml Wasser

Anleitung:

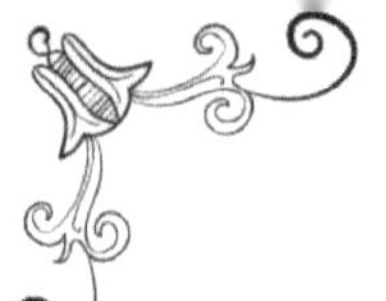

Den Reis in dem Wasser kochen. Abkühlen lassen. Anschließend das Reiswasser auffangen und in eine Flasche füllen. Auf das gereinigte Gesicht auftragen.

Gut zu wissen: Das Reiswasser hält sich für rund 1 Woche im Kühlschrank.

Feuchtigkeitsspray

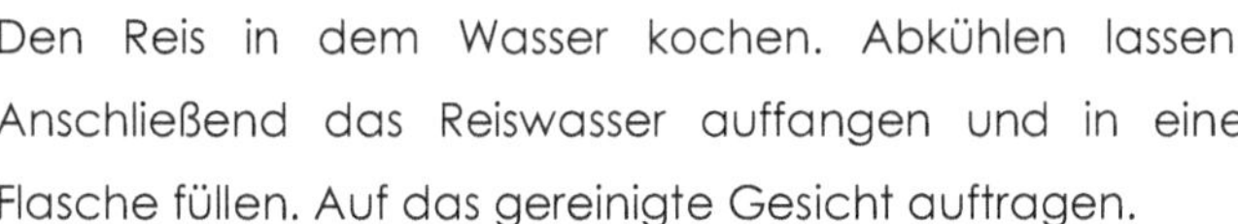

Zutaten:

- 75 ml Aloe Vera Saft

- 1 TL Apfelessig

- 2 Tropfen Lavendel

- destilliertes Wasser

Anleitung:

In einer 100 ml Flasche alle Zutaten vermengen und mit Wasser auffüllen. Anschließend verschließen und gut schütteln, damit sich die Zutaten vermischen.

Ausbalancierendes Spray

Zutaten:

- 1 EL grüner Tee

- 50 ml Aloe Vera Saft

- 5 cm Bio Gurke

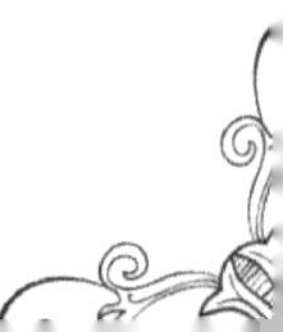

Anleitung:

Tee mit heißem Wasser übergießen und für 5 Minuten ziehen lassen. Abkühlen. Gurke waschen und raspeln. Durch ein Tuch pressen und den Saft auffangen. 50 ml Aloe Vera Saft und 50 ml grünen Tee, sowie das Gurkenwasser in eine Flasche füllen. Flasche verschließen und schütteln.

Gut zu wissen: Das Spray solltest du im Kühlschrank aufbewahren, damit es länger haltbar ist.

Pflegendes Spray

Zutaten:

- 50 g Rosenblüten

- 5 g Vitamin E

- 8 ml Arganöl

- 12 ml Aloe Vera Saft

Anleitung:

Wass aufkochen und die Rosenblüten damit übergießen. Für 2 Stunden ziehen lassen und abkühlen. Anschließend alle Zutaten in eine Flasche füllen. Die Flasche verschließen und kräftig schütteln, damit sich die Zutaten verbinden.

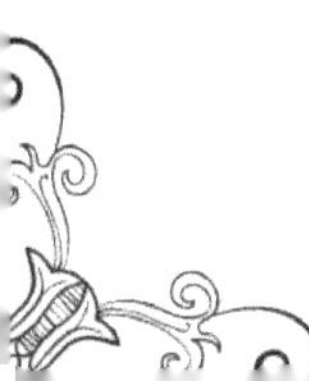

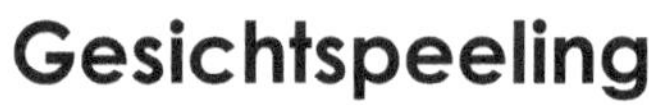

Gesichtspeeling

Olivenöl-Zucker-Peeling

Zutaten:

- 3 EL Zucker

- Olivenöl

Anleitung:

Zucker in eine kleine Schüssel geben. Mit dem Olivenöl verrühren bis eine schöne Paste entsteht. In das gereinigte Gesicht einmassieren, kurz einwirken lassen und mit warmen Wasser abspülen.

Zitronen-Salz-Peeling

Zutaten:

- 1 TL Salz

- Zitronensaft

Anleitung:

Das Salz in eine Schüssel geben. Mit Zitronensaft verrühren bis eine dicke Paste entsteht. Die Paste auf das Gesicht auftragen und für 10 Minuten einwirken lassen. Anschließend in kreisenden Bewegungen mit warmen Wasser abwaschen.

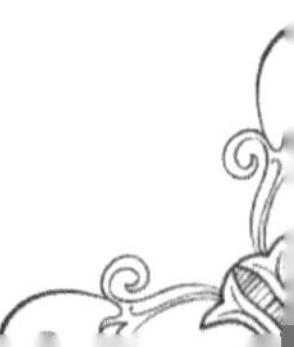

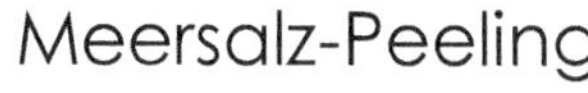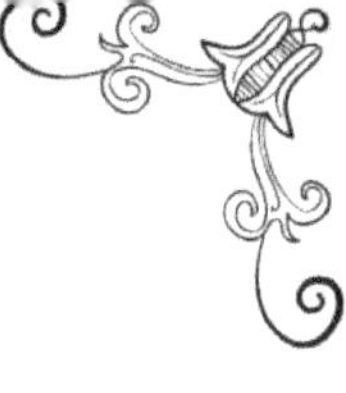

Meersalz-Peeling

Zutaten:

- 2 TL Meersalz

- 1 TL Avocadoöl

Anleitung:

Beide Zutaten in einer Schüssel miteinander mischen. Bei Bedarf noch etwas Öl oder Salz hinzufügen. Das Peeling in kreisenden Bewegungen in die Haut einmassieren und abwaschen.

Kaffee-Zitronen-Peeling

Zutaten:

- 3 TL Kaffeepulver

- 1 TL Olivenöl

- etwas Zitronensaft

Anleitung:

Alle Zutaten in einer Schüssel gründlich miteinander verrühren. In kreisenden Bewegungen auf das gereinigte Gesicht auftragen und abspülen.

Bananen-Papaya-Peeling

Zutaten:

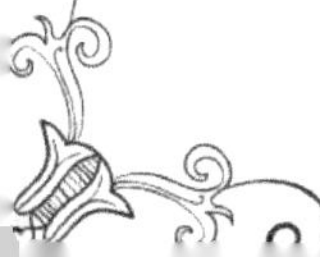

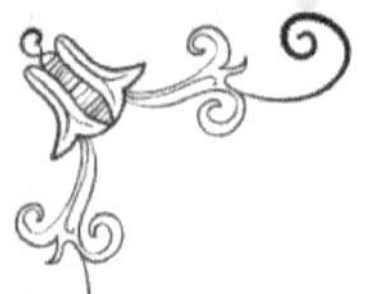

- 100 g Papaya

- 50 g Banane

Anleitung:

Papaya und Banane schälen und in einen Mixer geben. Für 1 Minute zu einer feinen Paste pürieren. Das Peeling in das Gesicht einmassieren und für 5 Minuten einwirken lassen. Mit warmen Wasser abspülen.

Avocado-Peeling

Zutaten:

- 1/2 Avocado

- 1 EL Traubenkernöl

- 1 EL Kaffeesatz

Anleitung:

Avocado halbieren und aushöhlen. Das Fleisch mit einer Kabel zerdrücken. Öl und Kaffeesatz hinzufügen und alles miteinander verrühren. In das gereinigte Gesicht einmassieren und mit Wasser abwaschen.

Arganöl Peeling

Zutaten:

- 1 EL Reismehl

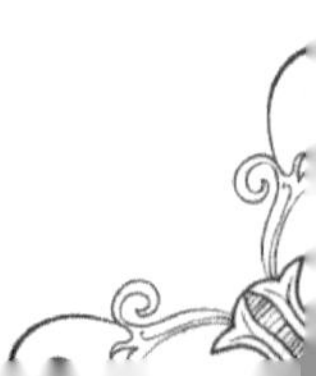

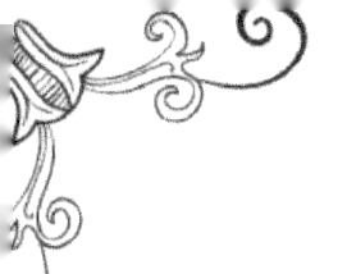

- 1 TL Arganöl

- 1 TL seidenweiches Perlwasser

Anleitung:

Alle Zutaten in einer Schüssel miteinander verrühren. Anschließend in saften Bewegungen auf das Gesicht auftragen und mit warmen Wasser abspülen.

Peeling mit grünem Tee

Zutaten:

- 1 Beutel grüner Tee

- 1 TL grüner Tee

- 1 EL Olivenöl

- 1 EL Honig

- 1 EL Zucker

Anleitung:

Grünen Tee mit heißem Wasser übergießen und für 5 Minuten ziehen lassen. Abkühlen lassen. Grüne Tee Blätter, Olivenöl und Honig verrühren. Zucker einrühren. Nach und nach 3 EL grünen Tee hinzufügen, sodass eine schöne Paste entsteht. Das Peeling in kreisenden Bewegungen auftragen und 5 Minuten einwirken lassen. Anschließend mit warmen Wasser abspülen.

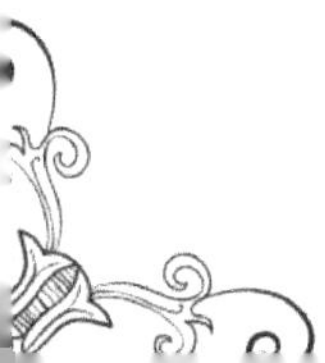

Peeling mit Teebaumöl

Zutaten:

- 35 g Kokosöl

- 20 g brauner Zucker

- 1 Tropfen Teebaumöl

- 5 g Honig

Anleitung:

Ungeschmolzenes Kokosöl in eine Schüssel geben. Die restlichen Zutaten in das Kokosöl einarbeiten. Das Peeling in das Gesicht einmassieren und mit Wasser abwaschen.

Peeling gegen ölige Haut

Zutaten:

- 3 EL Natron

- Wasser

Anleitung:

Natron in eine Schüssel geben. Mit Wasser zu einem dicken Brei verrühren. Auf das gereinigte Gesicht auftragen und einmassieren. Mit warmen Wasser gründlich abspülen.

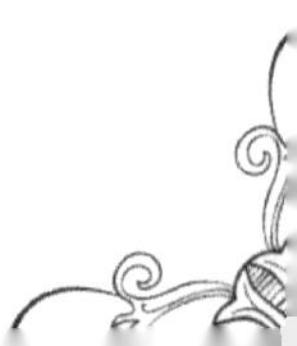

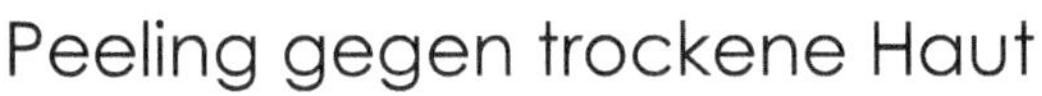

Peeling gegen trockene Haut

Zutaten:

- 5 EL Kaffeepulver

- Kokosöl

Anleitung:

Kaffeesatz in eine Schüssel geben. Kokosöl in einem Wasserbad schmelzen. Anschließend nach und nach das Kokosöl zum Kaffeesatz geben bis eine angenehme Paste entsteht. In kreisenden Bewegungen auf das gereinigte Gesicht auftragen und abwaschen.

Maske

Klärende Maske

Zutaten:

- 3 EL Heilerde

- 4 EL Pfefferminzwasser

- 1 Tropfen Teebaumöl

Anleitung:

In einer Schüssel alle Zutaten miteinander vermengen und zu einer cremigen Masse verrühren. Nach Bedarf noch etwas Pfefferminzwasser hinzufügen. Maske mit einem

Pinsel auftragen und für 15 Minuten einwirken lassen. Mit Wasser abwaschen.

Antioxidanzien Maske

Zutaten:

- 15 g Heidelbeeren

- 2 EL Haferkleie

- 2 EL weiße Tonerde

- 1 EL Traubenkernöl

- 1 TL Fenchelsamen

Anleitung:

Fenchelsamen mit heißem Wasser übergießen und für 10 Minuten ziehen lassen. Den Sud durch ein Sieb gießen. Die restlichen Zutaten in einen Mixer geben und klein mixen. Mit dem Sud aufgießen bis eine Paste entsteht. Das Gesicht reinigen und die Maske auftragen. Für 20 Minuten einwirken lassen und anschließend mit warmen Wasser abspülen.

Kürbis Maske

Zutaten:

- 2 TL Heilerde

- 120 g Kürbis

- 2 EL Kokosöl

- 100 ml Wasser

Anleitung:

Kokosöl in einem Wasserbad schmelzen. Kürbis waschen und in grobe Stücke schneiden. Alle Zutaten in einen Mixer geben und zu einer homogenen Masse pürieren. Auf das gereinigte Gesicht auftragen und für 15 Minuten einwirken lassen. Anschließend mit Wasser abspülen.

Kurkuma Maske

Zutaten:

- 1 TL Kokosöl

- 1 TL Kurkuma

- 1/2 TL Meersalz

Anleitung:

Alle Zutaten in einer Schüssel gründlich miteinander vermischen. Auf das gereinigte Gesicht auftragen und für 15 Minuten einwirken lassen. Anschließend mit Wasser abspülen.

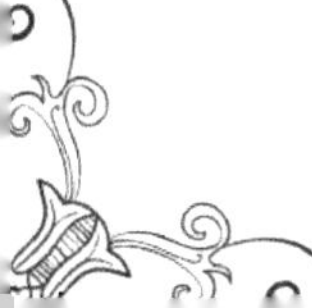

Zitronen Maske

Zutaten:

- Zitronensaft

- 1/2 Würfel frische Hefe

Anleitung:

Hefe und Zitronensaft zu einer schönen Paste verrühren. Anschließend die Maske auf das gereinigte Gesicht auftragen und für 10 Minuten einwirken lassen. Mit warmen Wasser abspülen.

Hibiskus Maske

Zutaten:

- 5 EL Hafermehl

- 2 TL Hibiskuspulver

- 2 TL Salz

- Rosenwasser

Anleitung:

Die trockenen Zutaten in einer Schüssel miteinander vermengen. Nach und nach Rosenwasser hinzufügen bis die gewünschte Konsistenz erreicht ist. Für 15 Minuten einwirken lassen und mit einem feuchten Tuch abnehmen.

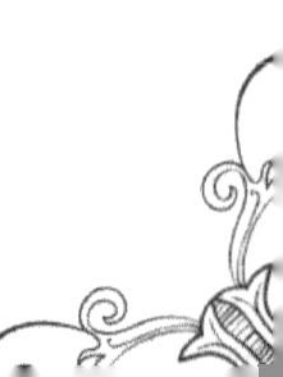

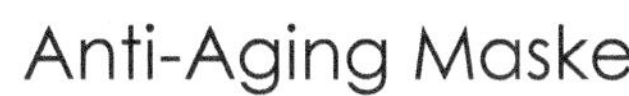

Anti-Aging Maske

Zutaten:

- 2 EL grüne Heilerde

- 1 EL Haselnussöl

- 2 Tropfen Salbeiöl

- 2 Tropfen Zitronenöl

- 2 Tropfen Kamillenöl

Anleitung:

In einer Schüssel alle Zutaten miteinander vermischen, sodass eine cremige Paste entsteht. Auf das Gesicht auftragen und für 30 Minuten einwirken lassen. Mit warmen Wasser abspülen.

Maske gegen ölige Haut

Zutaten:

- 1 EL Erdnussöl

- 1 EL Mandelöl

- 2 EL grüne Tonerde

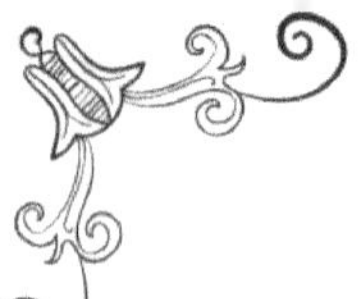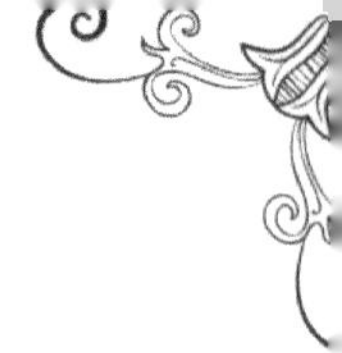

- 1/2 Packung Bio Hefe

- 3 Tropfen Imortelleöl

- 2 Tropfen Salbeiöl

Anleitung:

Alle Zutaten zu einer cremigen Paste verrühren und auf das Gesicht auftragen. Für 30 Minuten einwirken lassen und mit warmen Wasser abspülen.

Maske gegen Unreinheiten

Zutaten:

- 1 Beutel Kamillentee

- 3 EL Heilerde

Anleitung:

Kamillentee mit heißem Wasser übergießen und für 10 Minuten ziehen lassen. Anschließend 5 EL Tee mit der Heilerde vermischen, sodass eine homogene Masse entsteht. Bei Bedarf etwas mehr Tee hinzufügen. Die Maske auf das saubere Gesicht auftragen und für 15 Minuten einwirken lassen. Mit einem feuchten Tuch abnehmen.

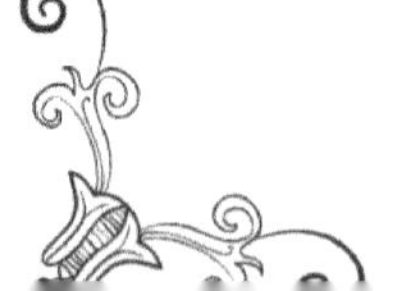

Maske gegen Mitesser

Zutaten:

- 1 TL Apfelessig

- 1/2 Glas Wasser

- 50 g Natron

- 2 TL Zucker

- 1/2 Zitrone

- 2 TL Sojajoghurt

- 2 TL Heilerde

- 1 TL Kokosöl

Anleitung:

Zunächst die trockenen Zutaten miteinander verrühren. Anschließend nach und nach die nassen Zutaten einrühren, sodass eine cremige Paste entsteht. Auf das Gesicht auftragen und für 15 Minuten einwirken lassen. Mit Wasser abspülen.

Maske gegen trockene Haut

Zutaten:

- 1/2 Avocado

- 4 EL pürierte Gurke

- 1 EL Sojajoghurt

- 1 TL Vollkornmehl

Anleitung:

Avocado halbieren und aushöhlen. Fleisch mit einer Gabel zerdrücken. Die restlichen Zutaten einrühren. Gleichmäßig auf dem Gesicht verteilen und für 15 Minuten einwirken lassen. Mit warmen Wasser abspülen.

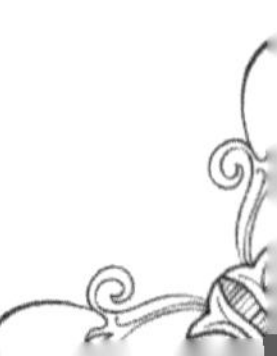

Körper

Creme

Körperbutter mit Nachtkerzenöl

Zutaten:

- 25 g Sheabutter

- 2 Tropfen Zeder

- 2 Tropfen Lavendel

- 4 TL Nachtkerzenöl

Anleitung:

In einem Wasserbad die Sheabutter erhitzen und schmelzen lassen. Anschließend die restlichen Zutaten hinzufügen und alles gut verrühren, damit sich die Zutaten verbinden. Die Körperbutter in einen Tiegel füllen und einen Tag ruhen lassen.

Körperbutter mit Zitrone

Zutaten:

- 200 g Kokosöl

- 200 g Kakaobutter

- 10 Tropfen Zitrone

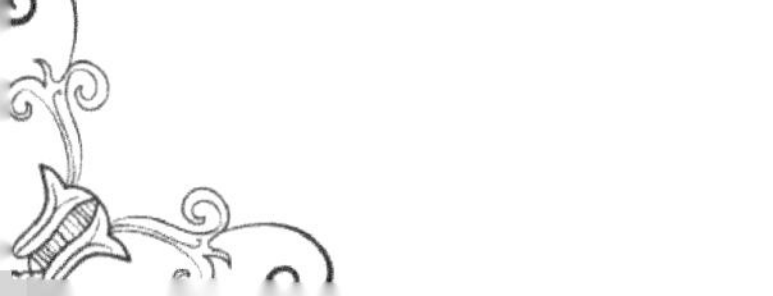

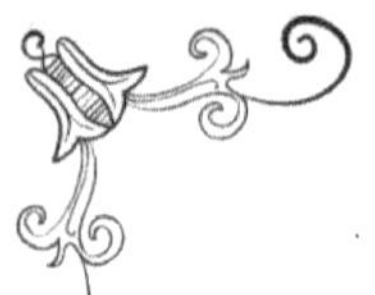
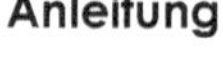

Anleitung:

In einem Wasserbad Sheabutter und Kokosöl schmelzen und gut verrühren. Anschließend das ätherische Öl hinzufügen und mit den anderen Zutaten vermischen. Die Körperbutter in einen Tiegel füllen und aushärten lassen.

Körberbutter mit Vanille

Zutaten:

- 6 Tropfen Vanilleextrakt

- 10 Tropfen Orangenöl

- 10 g Mandelöl

- 50 g Sheabutter

Anleitung:

Mandelöl und ätherische Öle miteinander vermengen. Die Sheabutter hinzufügen. Mit einem Mixer die Zutaten für 5 bis 10 Minuten aufschlagen. Die Creme mit einem Löffel vom Rand herunter schieben und erneut für 5 Minuten aufschlagen. Anschließend die ätherischen Öle einrühren. Die Körperbutter in einen Tiegel füllen. Auf die feuchte Haut auftragen.

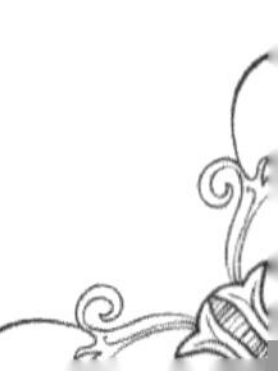

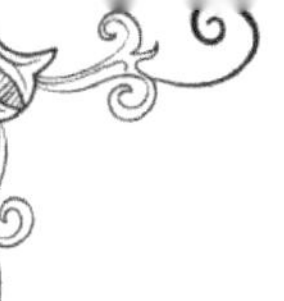

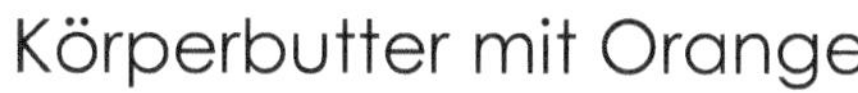

Körperbutter mit Orange

Zutaten:

- 1/2 Tasse Kokosöl

- 2 TL Sheabutter

- 2 Tropfen Mandelöl

- 20 Tropfen Orange

- 1 TL Vitamin E

Anleitung:

Alle Zutaten in einen Mixer geben und für 5 bis 10 Minuten auf mittlerer Stufe mixen. Alternativ mit einem Handrührgerät mixen. Die Creme in einen Tiegel füllen.

Creme mit Mandelöl

Zutaten:

- 10 g Carnaubawachs

- 25 g Sheabutter

- 10 Tropfen Orangenöl

- 2 TL Mandelöl

Anleitung:

In einem Wasserbad die Sheabutter und das Wachs erhitzen und schmelzen lassen. Ätherisches Öl und Mandelöl einrühren, sodass sich alles verbindet. Die

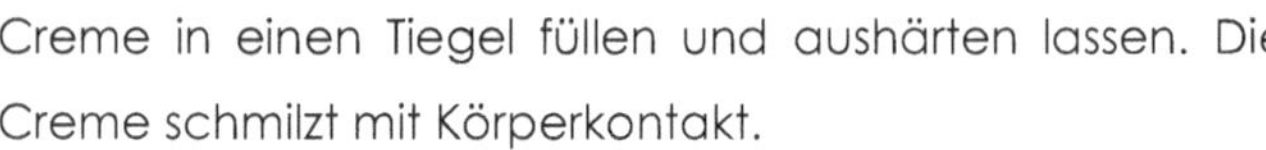

Creme in einen Tiegel füllen und aushärten lassen. Die Creme schmilzt mit Körperkontakt.

Creme mit Hanf

Zutaten:

- 50 g Sheabutter

- 8 TL Hanfsamenöl

Anleitung:

In einem Wasserbad Sheabutter erhitzen und schmelzen. Kurz abkühlen lassen. Anschließend das Hanfsamenöl einrühren. Die Creme in einen Tiegel füllen und aushärten lassen. *Gut zu wissen:* Die Creme eignet sich gut für Allergiker, da sie vollkommen ohne Duftstoffe auskommt.

Creme mit Aloe Vera

Zutaten:

- 25 g Kokosöl

- 150 g Aloe Vera Gel

- 8 Tropfen Lavendel

- 4 Tropfen Minzöl

Anleitung:

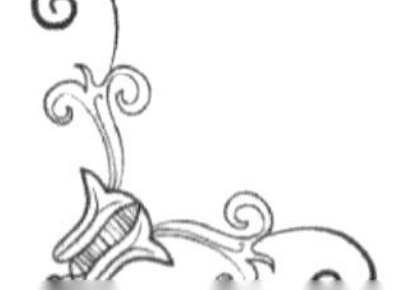
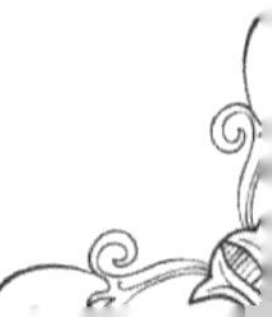

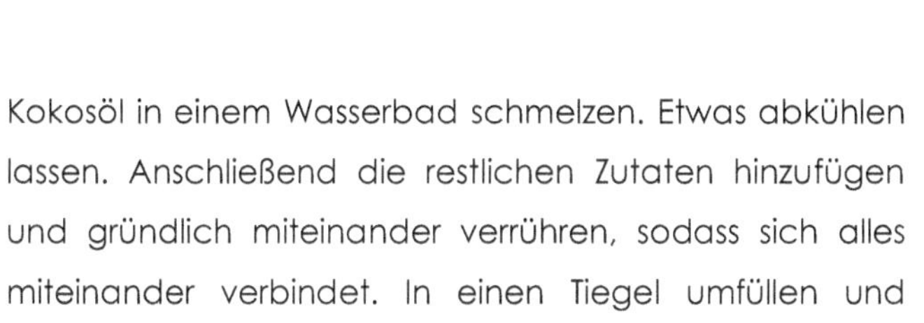

Kokosöl in einem Wasserbad schmelzen. Etwas abkühlen lassen. Anschließend die restlichen Zutaten hinzufügen und gründlich miteinander verrühren, sodass sich alles miteinander verbindet. In einen Tiegel umfüllen und abkühlen lassen.

Creme mit Rosmarin

Zutaten:

- 40 g Sheabutter

- 40 g Kokosöl

- 25 g Mandelöl

- 6 Tropfen Rosmarinöl

- 6 Tropfen Orangeöl

Anleitung:

Die Öle in einem Wasserbad schmelzen und miteinander verrühren. Etwas abkühlen lassen. Die ätherischen Öle einrühren. Die Creme für eine halbe Stunde im Kühlschrank lagern. Anschließend noch einmal für ein paar Minuten mit einem Handmixer aufschlagen. Die Creme in einen Tiegel füllen und aushärten lassen.

Kokos-Vanille-Creme

Zutaten:

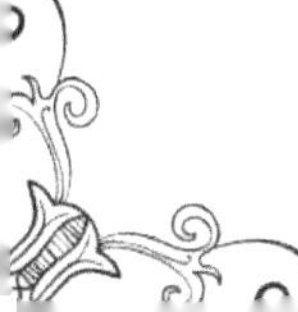

- 75 g Kokosöl

- 50 g Kakaobutter

- 5 g Mandelöl

- 5 Tropfen Vanille

Anleitung:

Die Öle in einem Wasserbad schmelzen und gut miteinander verrühren. Etwas auskühlen lassen. Anschließend die Vanille einrühren. Die Creme für ein paar Minuten mit einem Handmixer aufschlagen. Alles in einen Tiegel füllen und aushärten lassen.

Körperöl mit Tonka

Zutaten:

- 50 ml Hanfsamenöl

- 5 Tropfen Tonka-Extrakt

- 10 Tropfen Ingwer

Anleitung:

Alle Zutaten in eine Flasche füllen. Die Flasche verschließen und sanft hin und her schwenken, sodass sich die Öle miteinander verbinden. Das Öl in die feuchte Haut nach dem Dusche einmassieren.

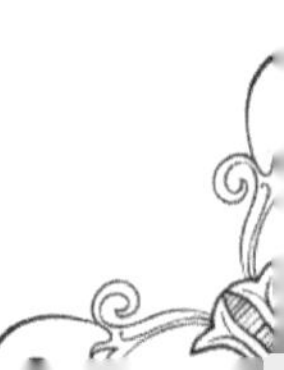

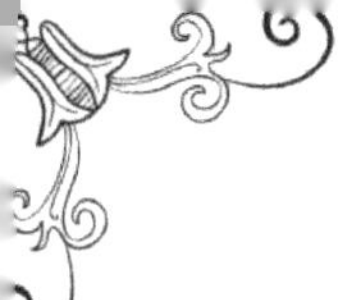

Entschlackendes Körperöl

Zutaten:

- 100 ml Jojobaöl

- 20 Tropfen Orangeöl

- 10 Tropfen Ingweröl

Anleitung:

Alle Zutaten in eine Flasche füllen. Die Flasche schwenken, um die Zutaten miteinander verbinden. Das Öl auf die feuchte Haut nach dem Duschen auftragen und kurz einziehen lassen.

Mandel-Orangen Körperöl

Zutaten:

- 100 ml Mandelöl

- 20 ml Nachtkerzenöl

- 10 Tropfen Orangenöl

Anleitung:

Alle Zutaten in eine Flasche füllen. Die Flasche verschließen und gut hin und her schwenken, sodass sich

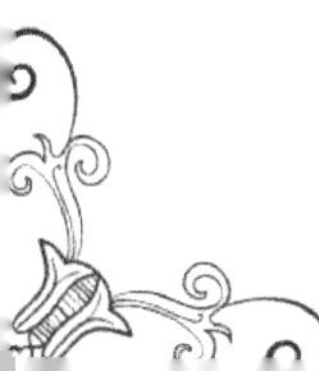

die Zutaten miteinander verbinden können. Das Öl auf die feuchte Haut auftragen.

Hautstraffendes Körperöl

Zutaten:

- 100 ml Traubenkernöl

- 8 Tropfen Pfefferöl

- 8 Tropfen Grapefruitöl

- 8 Tropfen Fenchelöl

- 8 Tropfen Wacholderbeerenöl

- 8 Tropfen Geraniumöl

Anleitung:

Die Zutaten in eine Flasche füllen. Die Flasche verschließen und kräftig schwenken, damit sich die Zutaten verbinden. In die feuchte Haut einmassieren.

Tipp: Massiere deine Haut zuvor mit einer Bürste, damit die Inhaltsstoffe von der Haut besser aufgenommen werden können.

Schimmerndes Körperöl für den Sommer

Zutaten:

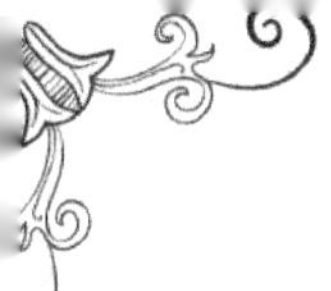

- 100 ml Mandelöl

- 2 TL veganen Bronzer

Anleitung:

Den Bronzer in einem Mörser zerkleinern. Alternativ kann auch flüssiger Bronze verwendet werden. Den Bronzer mit dem Öl in einer Schüssel vermischen. Gut verrühren, sodass sich die Zutaten miteinander verbinden. Das Körperöl in eine Flasche geben. Vor dem Gebrauch schütteln.

Tipp: Trage das Öl auf das Dekolleté und die Schultern auf. Du kannst das Öl auch auf die Wangenknochen auftragen, um kleine Akzente im Gesicht zu setzen.

Körperpeeling

Grapefruit Peeling

Zutaten:

- 1 Tasse brauner Zucker

- 1/2 Grapefruit

- Avocadoöl

Anleitung:

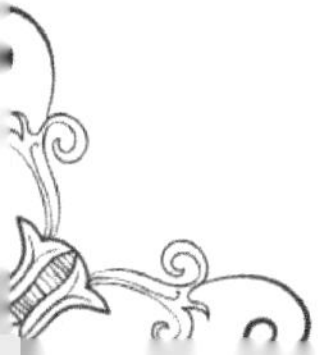

Grapefruit halbieren und auspressen. Zucker in eine Schüssel geben. Den Saft der Grapefruit hinzugeben und verrühren. Mit dem Öl aufgießen, sodass eine cremige Konsistenz entsteht. In einen Tiegel umfüllen.

Vanille Peeling

Zutaten:

- 100 g feiner Rohrzucker
- 3 EL Mandelöl
- 1 EL Kakaobutter
- 8 Tropfen Vanilleöl

Anleitung:

Kakaobutter in einem Wasserbad schmelzen. In einer Schüssel Rohzucker und Mandelöl miteinander vermischen. Anschließend die flüssige Kakaobutter zur Mischung hinzufügen. Alles gut miteinander verrühren und etwas auskühlen lassen. Zum Abschluss das Vanilleöl einrühren und alles in einen Tiegel füllen.

Kürbis Peeling

Zutaten:

- 100 g brauner Zucker
- 50 g Kürbispürree

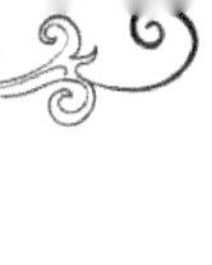

- 1 EL Kokosöl

- 1 TL Ingwer

- 1 TL Zimt

- 1 TL Muskat

Anleitung:

Kokosöl in einem Wasserbad schmelzen. Den pürierten Kürbis mit Zucker, Ingwer, Zimt und Muskat vermischen. Kokosöl hinzufügen und alles zu einer homogenen Masse verrühren.

Zimt Peeling

Zutaten:

- 30 g Jojobaöl

- 100 g brauner Zucker

- 5 Tropfen Orangenöl

- 1 TL Zimt

Anleitung:

Zucker in einen Tiegel füllen. Die restlichen Zutaten hinzufügen und alles gut vermengen, sodass sich die Zutaten miteinander vermischen.

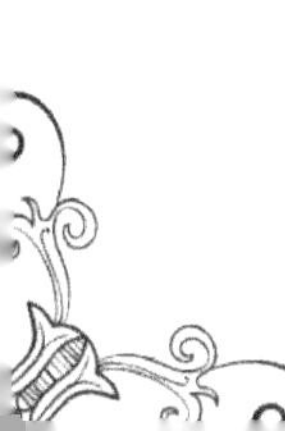

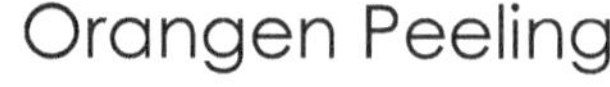

Orangen Peeling

Zutaten:

- 100 g Kokosöl

- 100 g Zucker

- 1 Bio Orange

Anleitung:

Orange heiß abwaschen und schälen. Die Schale im Backofen bei 50° C trocknen. Anschließen in einem Mörser mahlen. Kokosöl in einem Wasserbad erhitzen. Mit Zucker und Orangenschale vermischen. Die Masse in einen Tiegel füllen und auskühlen lassen.

Minz Peeling

Zutaten:

- 300 g Meersalz

- 30 ml Mandelöl

- 5 Tropfen Minzeöl

- 8 Tropfen Citronella Öl

Anleitung:

Mandelöl mit den ätherischen Öle vermischen. Meersalz in einen großen Tiegel geben und mit dem Öl übergießen. Den Tiegel verschließen und gut schütteln, damit sich die Zutaten miteinander verbinden.

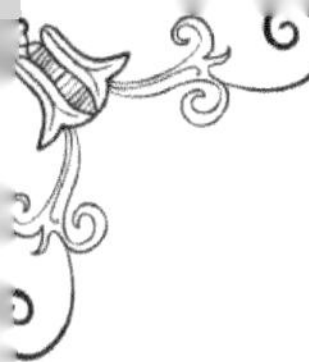

Kaffee-Rosmarin-Peeling

Zutaten:

- 90 g brauner Zucker

- 40 g getrockneter Kaffeesatz

- 50 g Kokosöl

- 15 Tropfen Rosmarinöl

Anleitung:

Kokosöl in einem Wasserbad schmelzen. Etwas abkühlen lassen. Mit den restlichen Zutaten vermischen und gut verrühren. In einen Tiegel umfüllen und auskühlen lassen.

Kaffee Peeling mit Sheabutter

Zutaten:

- 60 g Sheabutter

- 60 ml Mandelöl

- 150 g brauner Zucker

- 1 1/2 TL getrockneter Kaffeesatz

- 1 TL Vanille-Extrakt

Anleitung:

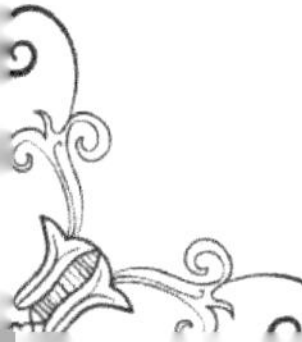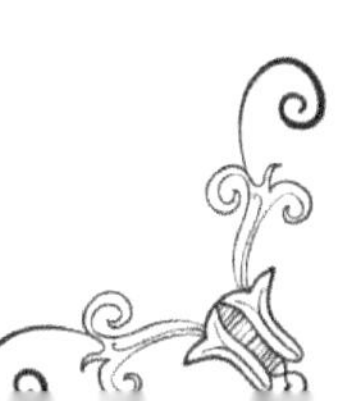

Sheabutter in einem Wasserbad schmelzen. Etwas abkühlen lassen. Anschließend die restlichen Zutaten hinzufügen und alles gründlich miteinander vermengen. In einen Tiegel abfüllen und komplett auskühlen lassen.

Haferflocken Peeling

Zutaten:

- 20 g feine Haferflocken

- 40 g Zucker

Anleitung:

Beide Zutaten in einer Schüssel miteinander vermischen und in ein Glas abfüllen. Für die Anwendung etwas Peeling entnehmen und mit Wasser vermischen, sodass eine angenehme Masse entsteht.

Rosenblüten Peeling

Zutaten:

- 250 g grobes Meersalz

- 80 g Kokosöl

- 10 g Rosenwasser

- 2 EL Rosenblüten

Anleitung:

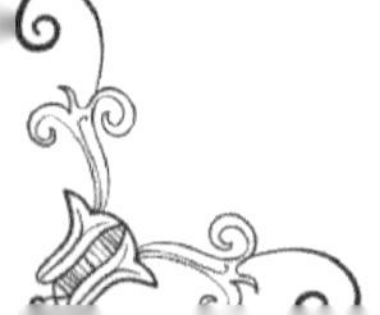

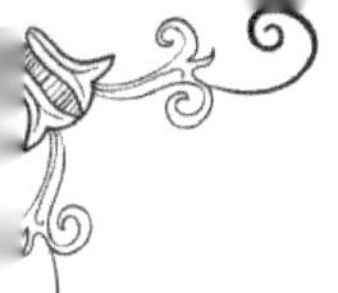

Rosenblätter in einem Mixer zerkleinern. Kokosöl in einem Wasserbad schmelzen. Mit Salz, Rosenwasser und Rosenblüten mischen und gut verrühren. In einen Tiegel abfüllen und auskühlen lassen.

Aloe Vera Peeling

Zutaten:

- 30 g Kokosöl

- 3 EL Aloe Vera Gel

- 300 g Zucker

- 30 g Mandelöl

Anleitung:

Kokosöl in einem Wasserbad schmelzen. Mit den restlichen Zutaten vermischen und gut verrühren, sodass eine homogene Masse entsteht. In einen Tiegel füllen und auskühlen lassen.

Festes Zucker Peeling

Zutaten:

- 6 EL Kakaobutter

- 4 EL Sheabutter

- 1/2 EL Kokosöl

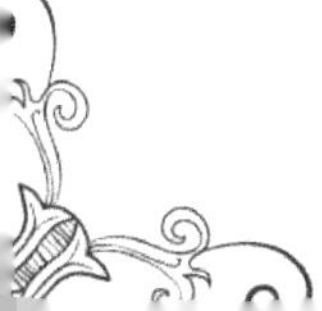

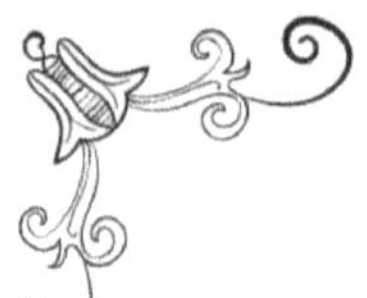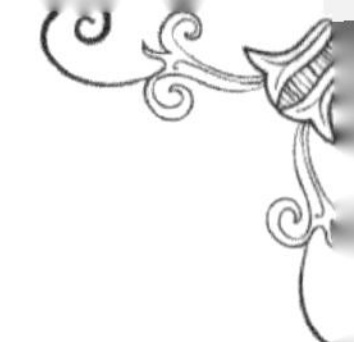

- 1/2 EL Mandelöl

- 1/2 TL Vitamin E

- Zucker

Anleitung:

Die Öle in einem Wasserbad erhitzen und schmelzen lassen. Abkühlen. Vitamin E hinzufügen. Nach und nach Zucker einrühren bis ein Brei entsteht. Die Masse in eine Eiwürfelform geben und aushärten lassen.

Deo

Deo-Roller mit Teebaumöl

Zutaten:

- 100 ml Wasser

- 2 TL Speisestärke

- 2 TL Natron

- 10 Tropfen Teebaumöl

Anleitung:

Wasser aufkochen. Speisestärke einrühren und zu einer cremigen Konsistenz verrühren. Bei Bedarf etwas Wasser hinzufügen. Auskühlen lassen. Anschließend Natron und Teebaumöl unterrühren. In einen Deoroller umfüllen.

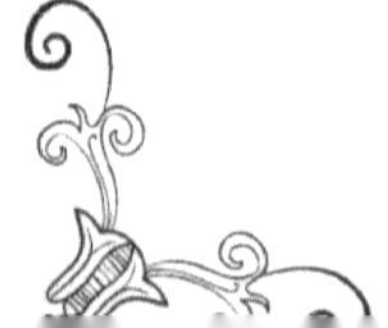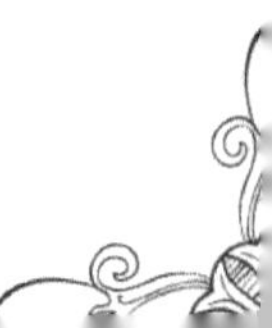

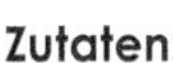

Deo-Roller mit Vanille

Zutaten:

- 100 ml Wasser

- 2 TL Speisestärke

- 2,5 TL Natron

- 5 Tropfen Vanilleöl

Anleitung:

Das Wasser in einem Topf erhitzen. Die Stärke in das Wasser geben und gut verrühren bis eine Gel-Konsistenz entsteht. Bei Bedarf etwas Wasser oder Stärke hinzufügen, um die richtige Konsistenz zu erreichen. Etwas abkühlen lassen. Anschließend Natron und Vanille in das Gel einrühren. In einen Deo-Roller füllen und komplett auskühlen lassen.

Deo-Stick mit Salbei

Zutaten:

- 1 EL Natron

- 2 EL Pflanzenwachs

- 3 EL Kokosöl

- 2 EL Kartoffelstärke

- 10 Tropfen Salbeiöl

- 3 Tropfen Teebaumöl

Anleitung:

In einem Wasserbad Kokosöl und Pflanzenwachs erhitzen und schmelzen lassen. Etwas abkühlen lassen. Anschließend Natron und Stärke hinzugeben und zu einer homogenen Masse verrühren. Die ätherischen Öle einrühren. So lange rühren bis eine dicke Konsistenz entsteht. Eine leere Deo Hülse mit etwas Backpapier als Auslaufschutz auslegen. Die Mischung in die Hülse geben und aushärten lassen.

Deo-Spray mit Zitrone

Zutaten:

- 90 ml destilliertes Wasser

- 1 TL Natron

- 15 Tropfen Zitronenöl

Anleitung:

Natron in Wasser aufläsen. Das Wasser sollte dafür lauwarm sein. Anschließend das ätherische Öl hinzufügen und gut miteinander vermischen. In eine Sprühflasche umfüllen.

Deo-Spray mit Limette

Zutaten:

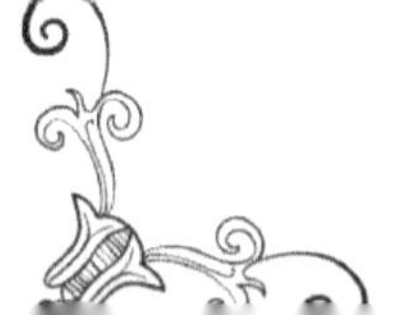
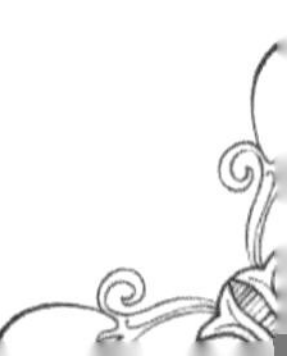

- 100 ml destilliertes Wasser

- 2 TL Natron

- 10 Tropfen Limettenöl

Anleitung:

Wasser erwärmen. Natron hinzugeben und gut verrühren, sodass sich das Natron auflöst. Anschließend das Limettenöl hinzugeben. Alles in einen Zerstäuber füllen und abkühlen lassen.

Deo-Spray mit Holunderblüten

Zutaten:

- 1 Holunderblütendolde

- 1/2 Bio Zitrone

- 100 ml Wasser

- 1 TL Natron

Anleitung:

Holunderblüten abzupfen. Zitrone heiß waschen und schälen. Die Schalen klein schneiden. Holunderblüten und Zitronenschalen in ein Glas geben und mit Wasser auffüllen. Zugedeckt über Nacht im Kühlschrank ziehen lassen. Den Sud durch ein Sieb geben und mit Natron verrühren. Dafür den Sud zuvor etwas erwärmen, damit sich das Natron besser auflöst. Das Deo in einen Zerstäuber geben.

Deocreme mit Minze

Zutaten:

- 3 TL Kokosöl

- 2 TL Natron

- 2 TL Maisstärke

- 2 Tropfen Minzöl

Anleitung:

In einem Wasserbad das Kokosöl schmelzen. Natron und Maisstärke hinzugeben und gut verrühren, sodass sich keine Klümpchen bilden. Minzöl einrühren. Alles in einen Tiegel geben und aushärten lassen.

Gut zu wissen: Natron neutralisiert Gerüche und die Stärke saugt die Feuchtigkeit auf. Währenddessen pflegt das Kokosöl die Haut.

Deocreme mit Kakaobutter

Zutaten:

- 100 g Kokosöl

- 30 g Kakaobutter

- 1 EL Stärke

- 1 EL Natron

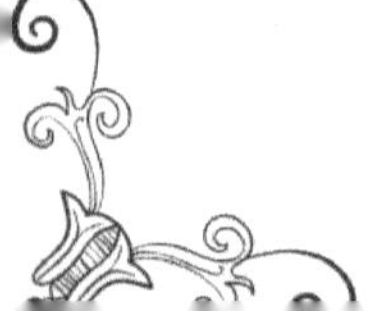

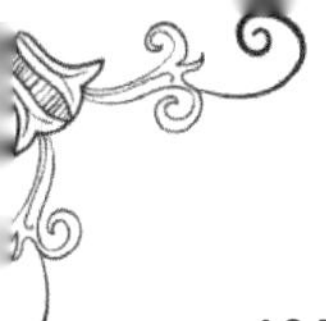

- 10 Tropfen Vanille

Anleitung:

Kakaobutter und Kokosöl in einem Wasserbad schmelzen. Nach und nach Stärke und Natron untermischen. Gut verrühren, damit sich keine Klümpchen bilden können. Zum Abschluss das ätherische Öl einrühren. Die Creme in einen Tiegel abfüllen und auskühlen lassen.

Deocreme mit Sheabutter

Zutaten:

- 20 g Natron

- 1 TL Speisestärke

- 20 g Sheabutter

- 5 g Jojobaöl

- 5 Tropfen Lemongrass

Anleitung:

In einem Wasserbad Sheabutter schmelzen. Mit dem Jojobaöl vermischen. Die Masse etwas abkühlen lassen. Anschließend Natron und Speisestärke hinzugeben und gründlich verrühren. Ätherisches Öl einrühren. Alles in einen Tiegel füllen und auskühlen lassen.

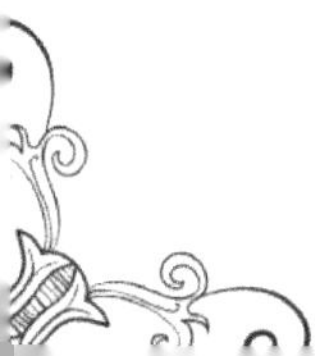

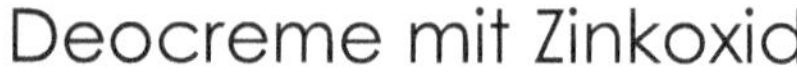

Deocreme mit Zinkoxid

Zutaten:

- 40 g Sheabutter

- 15 g Kokosöl

- 5 g Mandelöl

- 35 g Natron

- 5 g Zinkoxid

- 3 g Rosmarinöl

Anleitung:

Kokosöl und Sheabutter in einem Wasserbad schmelzen. Mandelöl hinzufügen und vermischen. Natron und Zinkoxid gründlich in das Öl einrühren. So lange rühren bis eine cremige Konsistenz erreicht ist. Ätherisches Öl einrühren. Das Deo in einen Tiegel umfüllen und auskühlen lassen.

Deopulver mit Lavendel

Zutaten:

- 20 g Natron

- 20 g Maisstärke

- 3 Tropfen Lavendelöl

Anleitung:

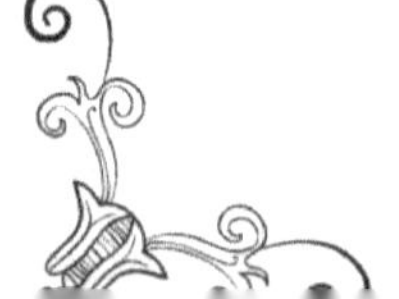
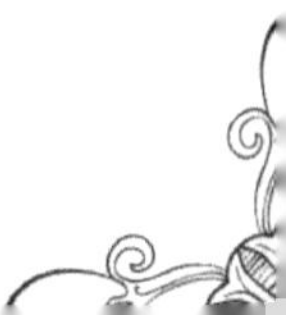

Natron und Maisstärke in einer Schüssel miteinander mischen. Das ätherische Öl hinzufügen und erneut gut verrühren. In einen Tiegel abfüllen.

Tipp: Trage das Puder mit einem Pinsel auf, um es besser verteilen zu können.

Deopuder mit Tonerde

Zutaten:

- 10 g Natron

- 12 g Maisstärke

- 10 g Tonerde

- 8 g Zinkoxid

- 10 Tropfen Palmarosaöl

Anleitung:

In einen Mixer Natron, Maisstärke, Zinkoxid und ätherisches Öl geben und für ein paar Sekunden mixen, sodass sich alles miteinander vermischt. Anschließend die Tonerde einrühren. Das Puder in einen Tiegel umfüllen und mit einem Pinsel auftragen.

Fußdeo

Zutaten:

- 4 g Farnesol

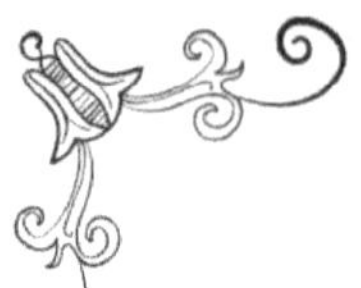

- 70 g Lavendelwasser

- 30 Tropfen Salbei-Extrakt

- 1 EL Tonerde

- 12 Tropfen Minzöl

Anleitung:

Tonerde in das Lavendelwasser geben und gründlich verrühren, sodass sich keine Klümpchen bilden. Die restlichen Zutaten hinzufügen. Das Deo in einen Zerstäuber füllen.

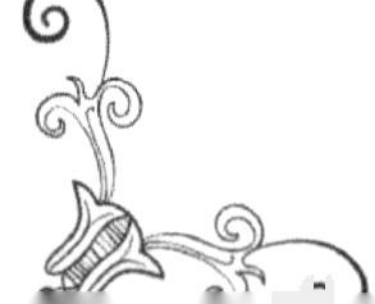

Seifen & Co.

Seifen

Basic-Seife

Zutaten:

- 250 g Kokosöl

- 350 g Olivenöl

- 300 g Rapsöl

- 260 g destilliertes Wasser

- 120 g Natriumhydroxid

Anleitung:

Lauge in Wasser auflösen. Währenddessen die Fette in einem Wasserbad erwärmen schmelzen. Lauge zu den Ölen geben und kräftig rühren bis die Masse dickflüssig ist. Alternativ pürieren. Die Mischung in eine Seifenform geben und für 48 Stunden aushärten lassen. Anschließend einen Monat reifen lassen.

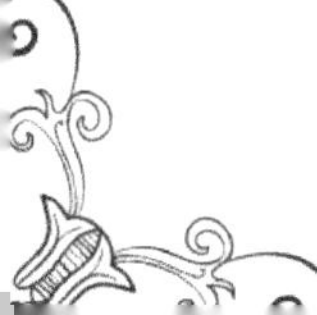

Mangoseife

Zutaten:

- 200 g Distelöl

- 150 g Mangobutter

- 100 g Babassuöl

- 50 g Rizinusöl

- 200 g destilliertes Wasser

- 57 g Natriumhydroxid

Anleitung:

Natriumhydroxid in Wasser auflösen. In einem Wasserbad die Fette verflüssigen. Alles auf 35°C abkühlen lassen und durch ein Sieb geben. Dabei stetig rühren, damit alles emulgiert. Die Lauge in eine Form geben und abdecken. Für 48 Stunden ausformen lassen.

Milde Seife

Zutaten:

- 400 g Olivenöl

- 250 g Kokosöl

- 200 g Reiskeimöl

- 100 g Distelöl

- 50 g Rizinusöl

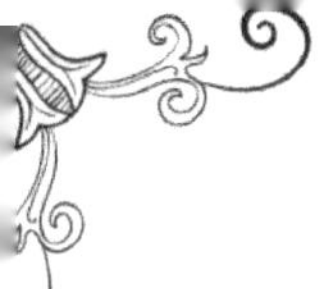
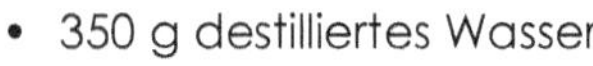

- 350 g destilliertes Wasser

- 8 TL Zucker

- 4 TL Salz

- 131 g Natriumhydroxid

Anleitung:

Salz und Zucker im Wasser auflösen. NaOH hinzufügen und auflösen. Kokosöl im Wasserbad schmelzen und restlichen Öle hinzufügen. Alles durch ein Sieb geben und pürieren. In eine Form geben und 48 Stunden aushärten lassen.

Rosenseife

Zutaten:

- 500 g Kokosöl

- 90 g Mangobutter

- 300 g Distelöl

- 200 g Rapsöl

- 35 g Geranien

- 330 g destilliertes Wasser

- 160 g Natriumhydroxid

Anleitung:

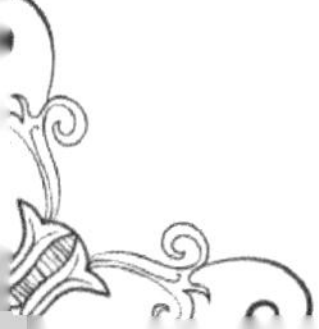

Natriumhydroxid in Wasser auflösen. Die festen Fette in einem Wasserbad schmelzen und mit den flüssigen Ölen vermischen. Lauge und Öle mischen und durch ein Sieb geben. Alles pürieren und in eine Seifenform füllen. Abdecken und für 4 Wochen reifen lassen.

Schokoladenseife

Zutaten:

- 250 g Kokosöl

- 200 g Reiskeimöl

- 150 g Mandelöl

- 100 g Babassuöl

- 100 g Haselnussöl

- 100 g Kakaobutter

- 50 g Walnussöl

- 50 g Rizinusöl

- 300 g Wasser

- 1 EL Kakaopulver

- 1 TL Zimt

- 130 g Natriumhydroxid

Anleitung:

Lauge im Wasser auflösen. In einem Wasserbad die Fette schmelzen und die restlichen Öle hinzufügen. Kakao und Zimt hinzufügen. Durch ein Sieb geben und pürieren. In eine Seifenform füllen und 2 Tage aushärten lassen.

Kokos-Salz-Seife

Zutaten:

- 250 g Kernseife

- 50 g Kokosöl

- 2 EL Kokosmilch

- 3 EL grobes Meersalz

Anleitung:

Kernseife mit einer Küchenreibe zu Raspeln verarbeiten. In einer Schüssel mit etwas Wasser vermischen und in einem Wasserbad schmelzen. Dabei sollte eine gelüstige Masse entstehen. Kokosöl und Kokosmilch hinzufügen und miteinander verrühren. Anschließend das Salz einrühren. Die Masse in eine Form gießen und abkühlen lassen.

Hinweis: Das Schmelzen der Kernseife nimmt etwas Zeit in Anspruch. Plane hier rund ein bis zwei Stunden ein. Du musst jedoch nicht die ganze Zeit daneben stehen, sondern es reicht aus, wenn du die Masse gelegentlich umrührst.

Mandelseife

Zutaten:

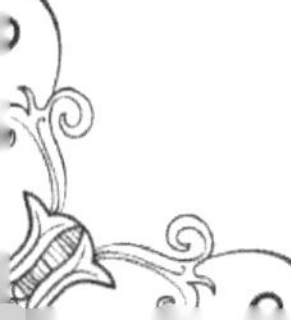

- 300 g Kokosöl
- 250 g Mandelöl
- 200 g Reiskeimöl
- 150 g Sheabutter
- 50 g Kakaobutter
- 50 g Rizinusöl
- 200 g Wasser
- 100 g Kokosmilch
- 1 TL Mohnsamen
- 1 TL Titanoxid
- 230 g destilliertes Wasser
- 130 g Natriumhydroxid

Anleitung:

NaOH in Wasser auflösen. Fette in einem Wasserbad verflüssigen und mit den anderen Ölen mischen. Durch ein Sieb passieren und mit pürieren. Kokosmilch einrühren. Mohnsamen und Titanoxid einrühren. Alles in eine Form geben und 4-6 Wochen reifen lassen.

Peelingseife

Zutaten:

- 330 g Kokosöl
- 200 g Olivenöl
- 100 g Mandelöl
- 100 g Reiskeimöl
- 100 g Sheabutter

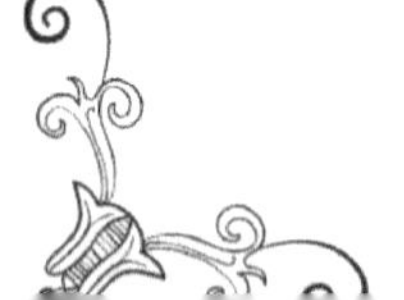

- 100 g Traubenkernöl
- 70 g Rizinusöl
- 300 g destilliertes Wasser
- 80 g feines Salz
- 10 g Zucker
- 1 EL Mohnsamen
- 127 g Natriumhydroxid

Anleitung:

Salz und Zucker im Wasser auflösen. NaOH hinzufügen und auflösen. Festen Fette in einem Wasserbad schmelzen und flüssige Öle hinzufügen. Durch ein Sieb geben und pürieren. Mohnsamen unterrühren. In eine Form geben und 6 Wochen reifen lassen.

Sanddorn-Salz-Seife

Zutaten:

- 300 g Kokosöl
- 150 g Reiskeimöl
- 100 g Mandelöl
- 100 g Olivenöl
- 100 g Babassuöl
- 100 g Sheabutter
- 70 g Rizinusöl
- 80 g Hanföl
- 250 g Wasser (auf 25% reduziert)

- 200 g Salz
- 150 g Sanddornsaft
- 130 g Natriumhydroxid

Anleitung:

Lauge in Wasser anrühren. In einem Wasserbad die festen Fette schmelzen und die flüssigen Öle hinzugeben. Durch ein Sieb geben und fein pürieren. Sanddornsaft einrühren. Salz unterrühren. In eine Form füllen und 6 Wochen reifen lassen.

Haferflockenseife

Zutaten:

- 300 g Kokosfett
- 150 g Sheabutter
- 50 g Carnaubawachs
- 500 g Olivenöl
- 50 g grob gemahlene Haferflocken
- 5 g Kurkuma
- 1 TL Kakaopulver
- 30 g Ylang Ylang Öl
- 320 g destilliertes Wasser
- 138 g Natriumhydroxid

Anleitung:

Natriumhydroxid in Wasser zu einer Lauge verarbeiten. Die Fette in einem Wasserbad schmelzen und mit Olivenöl vermischen. Beduften. Alles durch ein Sieb geben und anschließend pürieren. Masse halbieren. 1 Hälfte mit Haferflocken und Kurkuma mischen, in die Seifenform geben und mit Kakaopulver bestreuen. Die restliche Seife in die Form füllen und für 4-6 Wochen reifen lassen.

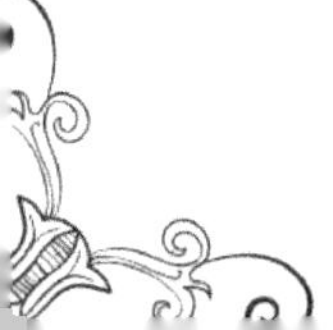

Duschgele

Kamillen Duschgel

Zutaten:

- 20 g geraspelte Naturseife

- 300 ml Wasser

- 2 Beutel Kamillentee

- 1 EL Mandelöl

- 1/2 TL Maisstärke

Anleitung:

Das Wasser aufkochen. Den Tee darin einhängen und für 5 Minuten ziehen lassen. Die Teebeutel entfernen. Seife in das Wasser einrühren und aufkochen lassen. Solange rühren bis alles geschmolzen ist. Öl hinzufügen. Maisstärke in etwas kaltem Wasser anrühren und in den Topf geben, Alles in eine Flasche umfüllen.

Lavendel Duschgel

Zutaten:

- 1/2 Tasse milde Flüssigseife

- 1/2 Tasse Wasser

- 2 TL Kokosöl

- 1 T Pflanzenglycerin

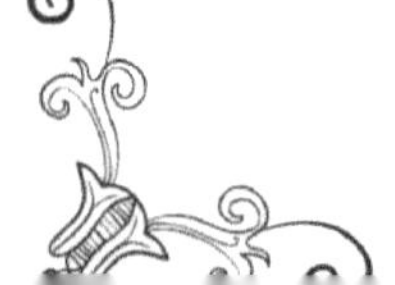
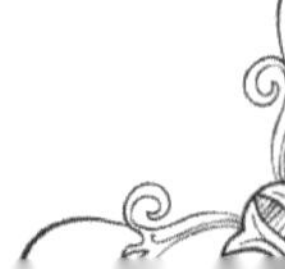

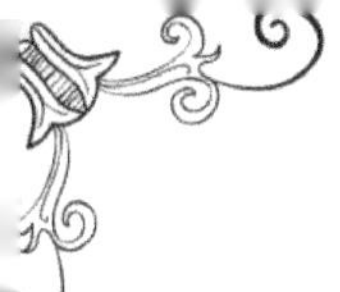

- 5 Tropfen Lavendelöl

Anleitung:

Kokosöl in einem Wasserbad schmelzen. Etwas abkühlen lassen. Die restlichen Zutaten zum Kokosöl hinzugeben. Alles gut verrühren, sodass sich alles miteinander verbindet. In eine Flasche füllen.

Basen Duschgel

Zutaten:

- 20 g geraspelte Naturseife

- 200 ml Basentee

- 5 g Basenpulver

- 2 EL Jojobaöl

Anleitung:

Basentee mit heißem Wasser aufbrühen und ziehen lassen. Anschließend das Basenpulver darin auflösen. In einen Topf geben. Kernseife hinzufügen und aufkochen lassen. So lange rühren bis sich die Seife auflöst. Das Öl hinzufügen. In eine Flasche füllen und auskühlen lassen.

Totes Meer Duschgel

Zutaten:

- 1 EL Rosmarinöl

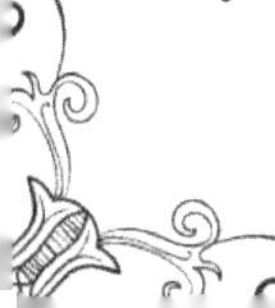

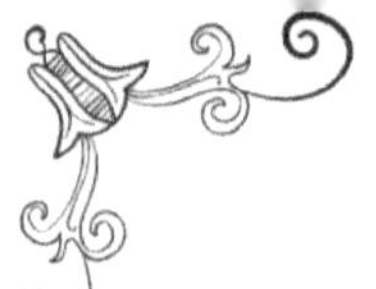

- 200 ml destilliertes Wasser

- 20 g Totes Meer Salz

- 10 g geraspelte Kernseife

- 10 g Agavendicksaft

Anleitung:

Wasser in einem Topf erhitzen. Salz darin komplett auflösen. Seife hinzufügen und rühren bis sich die Seife aufgelöst hat. Das Öl zugeben. In eine Flasche füllen und auskühlen lassen.

Teebaumöl Duschgel

Zutaten:

- 40 ml Betain

- 200 ml destilliertes Wasser

- 2 EL Jojobaöl

- 1 TL Xanthan

- 10 Tropfen Teebaumöl

Anleitung:

Wasser in ein hohes Gefäß geben. Xanthan einrühren und mit einem Pürierstab mixen bis eine Gel-Konsistenz entsteht. Betain nach und nach einrühren. Restlichen Zutaten hinzufügen. Alles in eine Flasche umfüllen.

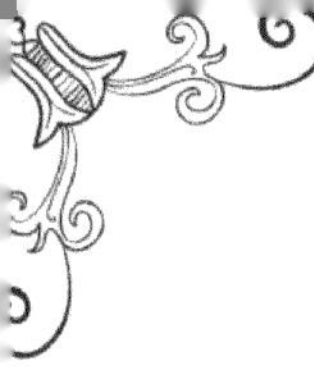

Erfrischendes Duschgel

Zutaten:

- 40 ml Betain

- 1 TL Xanthan

- 2 EL Olivenöl

- 100 ml Rosenwasser

- 100 ml destilliertes Wasser

- 5 Tropfen Orangenöl

- 5 Tropfen Zitronenöl

Anleitung:

In einem hohen Gefäß Wasser und Rosenwasser vermischen. Xanthan hinzufügen und mit einem Pürierstab zu einem Gel verarbeiten. Betain langsam einrühren. Die restlichen Zutaten unterrühren. In eine Flasche füllen und kühl lagern.

Zimt Duschgel

Zutaten:

- 40 ml Betain

- 1 TL Xanthan

- 2 EL Mandelöl

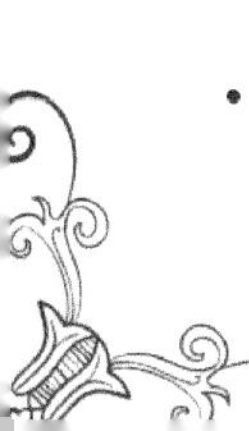

- 200 ml destilliertes Wasser

- 1 Msp. Zimtpulver

- 10 Tropfen Zimtöl

Anleitung:

Wasser und Xanthan in ein hohes Gefäß geben und mit einem Pürierstab zu einer geligen Konsistenz verarbeiten. Betain einrühren. Die restlichen Zutaten hinzufügen und alles gut miteinander vermischen. In eine Flasche umfüllen und kühl lagern.

Kokos Duschgel

Zutaten:

- 40 ml Betain

- 1 TL Xanthan

- 1 EL Kokosöl

- 150 ml destilliertes Wasser

- 50 ml Kokosmilch

Anleitung:

Kokosöl in einem Wasserbad schmelzen. Betain einrühren und Kokosmilch dazugeben. Wasser und Xanthan in ein Gefäß geben und mit dem Pürierstab zu einem Gel verarbeiten. Kokosöl-Mischung zum Gel hinzufügen und

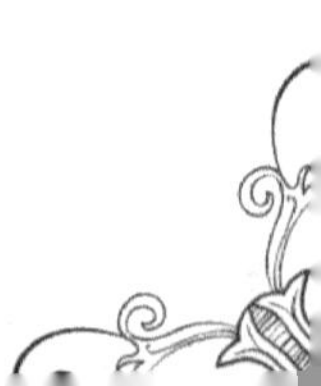

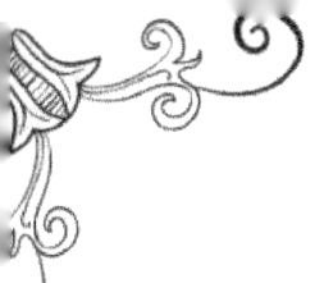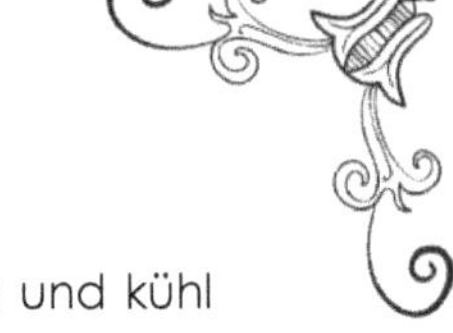

miteinander verrühren. In eine Flasche umfüllen und kühl lagern.

Aloe Vera Duschgel

Zutaten:

- 10 g geraspelte Kernseife

- 10 ml Apfelessig

- 200 ml destilliertes Wasser

- 2 EL Jojobaöl

- 1 Aloe Vera Blatt

- 10 ml Mandelöl

Anleitung:

Wasser in einem Topf erhitzen. Seife hinzufügen und verrühren bis sich die Seife auflöst. Etwas auskühlen lassen. Öl und Essig in die Seife einrühren. Aloe Vera Blatt aufschneiden und das Gel herausschneiden. Zur Mischung hinzugeben. Alles in eine Flasche füllen und auskühlen lassen.

Duschcreme

Zutaten:

- 50 g geraspelte Kernseife

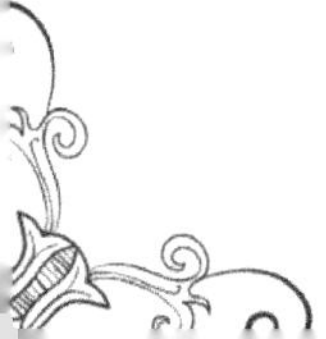

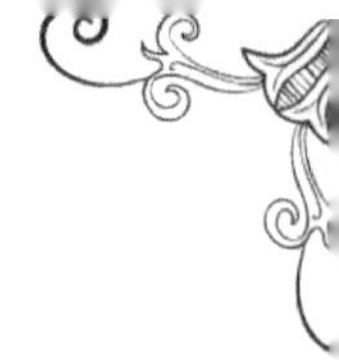

- 50 g destilliertes Wasser

- 75 g Kokosöl

Anleitung:

Kokosöl in einem Wasserbad schmelzen lassen. Währenddessen die Seife in heißem Wasser quellen und auflösen lassen. Die Seife mit einem Pürierstab mixen. Nach und nach das Öl einfließen lassen. So lange mixen bis eine cremige und luftige Konsistenz entsteht. In einen Tiegel umfüllen und auskühlen lassen.

Lavendel-Zitronen-Duschöl

Zutaten:

- 50 ml Mandelöl

- 25 ml Jojobaöl

- 25 ml Wildrosenöl

- 10 Tropfen Lavendelöl

- 10 Tropfen Zitronenöl

Anleitung:

Die Öle und die ätherischen Öle miteinander vermischen, sodass sich alle Zutaten miteinander verbinden. In eine Flasche umfüllen.

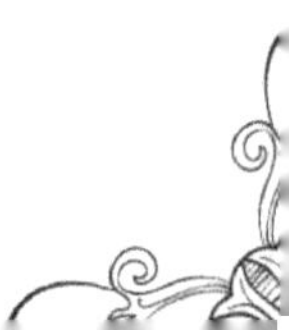

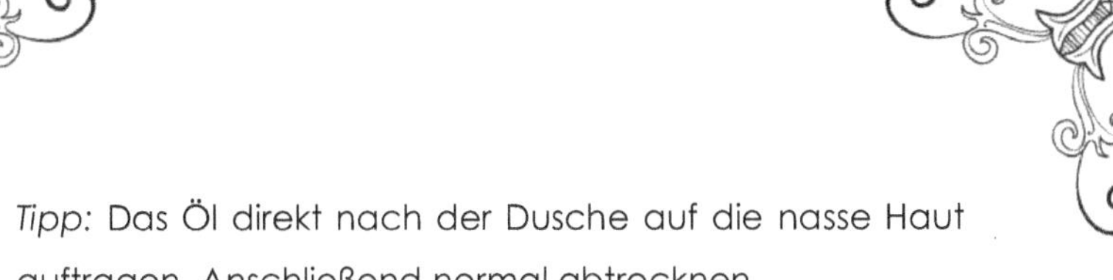

Tipp: Das Öl direkt nach der Dusche auf die nasse Haut auftragen. Anschließend normal abtrocknen.

Fruchtiges Duschöl

Zutaten:

- 200 ml Kokosöl

- 15 Tropfen Mangoöl

Anleitung:

Kokosöl in einem Wasserbad schmelzen. Das Mangoöl hinzufügen und gut miteinander verrühren. In einen Tiegel umfüllen und aushärten lassen. Direkt nach dem Duschen auf die nasse Haut auftragen.

Badezusätze

Entspannungsbad

Zutaten:

- 2 Tropfen Zirbelkiefer

- 2 Tropfen Orange

- 3 EL Meersalz

Anleitung:

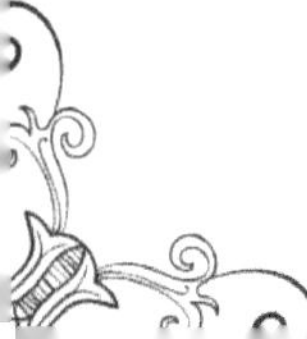

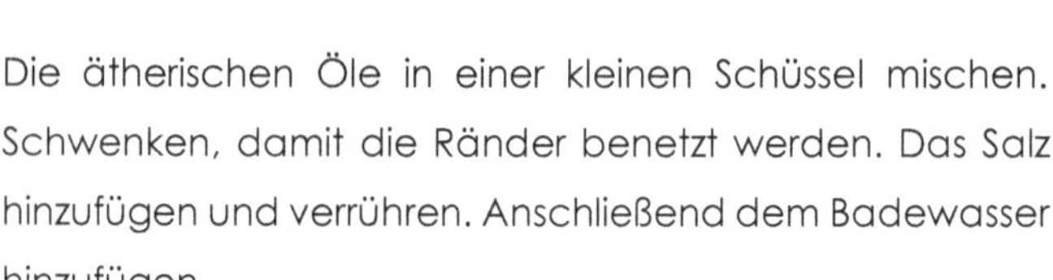

Die ätherischen Öle in einer kleinen Schüssel mischen. Schwenken, damit die Ränder benetzt werden. Das Salz hinzufügen und verrühren. Anschließend dem Badewasser hinzufügen.

Sinnlicher Badezusatz

Zutaten:

- 50 ml Mandelöl

- 6 Tropfen Bergamotte

- 3 Tropfen Neroli

Anleitung:

In einer Flasche das Mandelöl mit den ätherischen Ölen vermischen. Die Flasche schwenken, sodass sich die Öle miteinander verbinden. Pro Badevorgang 4 EL dem Badewasser hinzufügen.

Beruhigendes Bad

Zutaten:

- 100 g Meersalz

- 10 Tropfen Lavendel

- 5 Tropfen Orange

Anleitung:

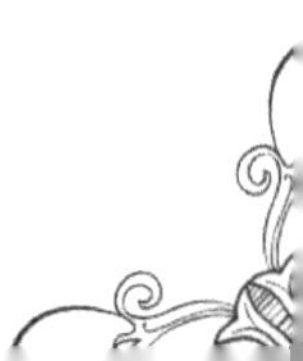

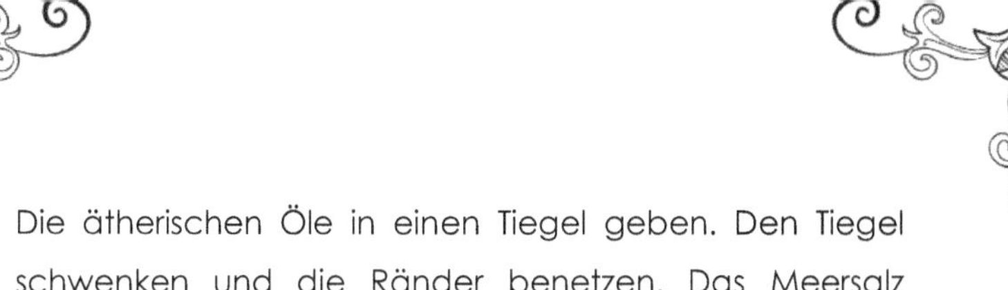

Die ätherischen Öle in einen Tiegel geben. Den Tiegel schwenken und die Ränder benetzen. Das Meersalz hinzufügen. Anschließend den Tiegel schließen und schütteln, damit sich die Zutaten vermischen. Pro Badevorgang rund 4 EL dem Badewasser zugeben.

Kräuterbad

Zutaten:

- 10 g Kamillenblüten
- 10 g Lavendelblüten
- 2 Tropfen Lavendel

Anleitung:

Die Blütenmischung in eine Schüssel geben und mit dem ätherischen Öl vermengen. Anschließend die Mischung in einen großen Teebeutel geben. Mit einer Schnur den Teebeutel verschließen. Die Blütenmischung mitsamt des Teebeutels in das Badewasser geben.

Erkältungsbad

Zutaten:

- 500 g Meersalz
- 10 Tropfen Weißtannenöl
- 10 Tropfen Eukalyptusöl

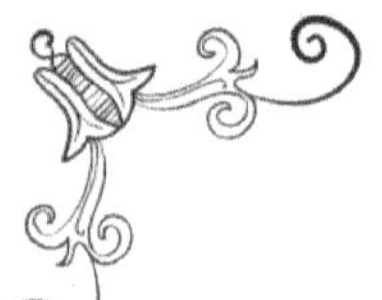

Anleitung:

Die ätherischen Öle in einen Tiegel geben und schwenken, sodass die Ränder benetzt werden. Das Meersalz hinzufügen. Den Tiegel verschließen und alles gut durchschütteln, damit sich die Zutaten vermischen. Pro Badevorgang 4 EL in das Badewasser geben.

Rosenbad

Zutaten:

- 500 g Meersalz

- 10 Tropfen Rose

- 1 EL getrocknete Rosenblüten

Anleitung:

Die ätherischen Öle in einen Tiegel geben. Ein paar Mal schwenken und die Wände benetzen. Das Meersalz hinzufügen. Den Tiegel verschließen und alles einmal gut schütteln, um die Zutaten zu verbinden. Die Rosenblätter in den Tiegel geben. Pro Badevorgang 4 EL in das heiße Badewasser geben.

Bad zur Durchblutungsförderung

Zutaten:

- 1 Handvoll Bittersalz

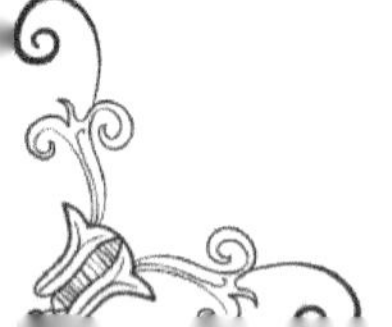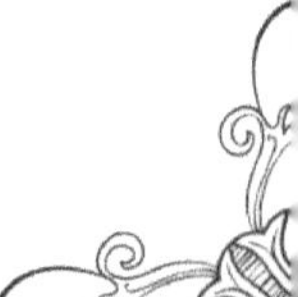

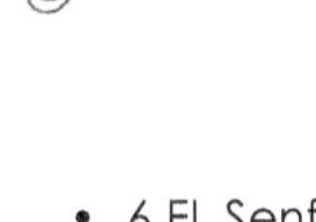

- 6 EL Senf

Anleitung:

Die Zutaten abmessen und einfach ins Badewasser geben. Es empfiehlt sich eine Wassertemperatur zwischen 37-38° C. Du solltest hier die Badedauer von 20 Minuten nicht überschreiten.

Gut zu wissen: Der Badezusatz eignet sich sehr gut gegen Verspannungen.

Lavendel Badebomben

Zutaten:

- 200 g Natron

- 100 g Zitronensäure

- 100 ml Olivenöl

- 50 g Speisestärke

- 7 Tropfen Lavendelöl

- vegane Lebensmittelfarbe

- getrockneter Lavendel

Anleitung:

In einer Schüssel Speisestärke, Natron und Zitrone miteinander vermischen. Ätherisches Öl und Olivenöl hinzufügen und zu einem Teig verkneten. Ein paar Tropfen Lebensmittefarbe hinzugeben. In beiden Hälften der

Badebomben-Form etwas getrockneten Lavendel geben und die Mischung hinzufügen. Die Form aufeinander legen und andrücken. Die Kugel herausnehmen und im Kühlschrank 6 Stunden aushärten lassen. Die Menge reicht für 3 Badekugeln.

Vanille Badebombe

Zutaten:

- 100 g Kokosöl

- 400 g Natron

- 200 g Zitronensäure

- 60 g Speisestärke

- 3 Tropfen Vanille

Anleitung:

Kokosöl in einem Wasserbad schmelzen. Sobald sich das Kokosöl verflüssigt hat, die restlichen Zutaten hinzufügen und gründlich miteinander vermischen. Es sollte eine homogene Masse entstehen. Die Mischung in eine Badebomben-Form füllen. Anschließend werden die beiden Hälften der Form aufeinander gelegt und angedrückt. Die Kugel aus der Form nehmen und über die Nacht aushärten lassen.

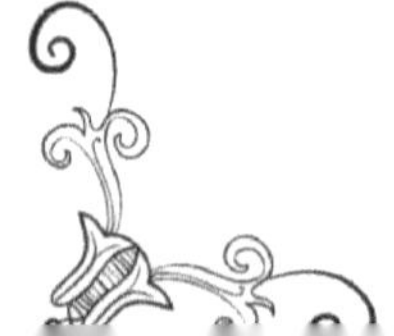
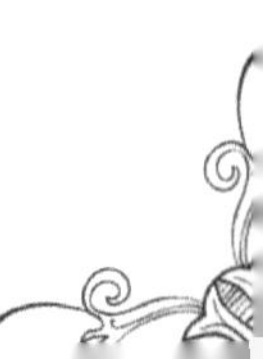

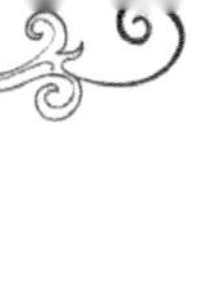

Kaffee-Zimt-Badebombe

Zutaten:

- 70 g Kakaobutter

- 200 g Natron

- 100 g Zitronensäure

- 100 g Speisestärke

- 10 Tropfen Kaffeeöl

- 10 Tropfen Zimtöl

- etwas braune Lebensmittelfarbe

Anleitung:

Die Kakaobutter in einem Wasserbad schmelzen. Währenddessen die restlichen Zutaten miteinander vermengen. Die Mischung der Kakaobutter hinzufügen und alles gründlich miteinander verrühren. Abschließend die Lebensmittelfarbe eintröpfeln lassen. Die Masse in eine Badebomben-Form geben und aufeinander pressen. Die Badebombe vorsichtig lösen und über Nacht aushärten lassen.

Pumpkin-Spice-Badebombe

Zutaten:

- 200 g Natron

- 100 g Zitronensäure

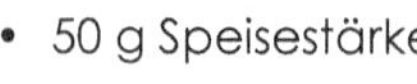

- 50 g Speisestärke

- 38 g Kakaobutter

- 1 TL Wasser

- 20 Tropfen Zimtöl

- 1 TL Pumpkin Spice

- etwas gelbe und rote Lebensmittelfarbe

Anleitung:

Kakaobutter in einem Wasserbad schmelzen. Natron, Speisestärke, Wasser, Zitronensäure, ätherisches Öl und Gewürz in die flüssige Kakaobutter einrühren. Anschließend die Masse mit gelber und roter Lebensmittelfarbe einfärben, sodass ein schönes Orange entsteht. Im letzten Schritt wird die Masse in eine Badebomben-Form gegeben und aneinander gepresst. Die Badebombe aus der Form lösen und über Nacht aushärten lassen.

Winterliche Badepralinen

Zutaten:

- 100 g Natron

- 50 g Zitronensäure

- 30 g Maisstärke

- 60 g Kokosfett

- 5 Tropfen Mandarinenöl

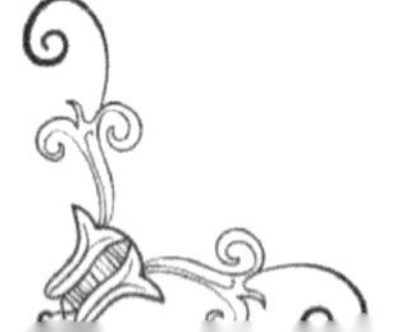
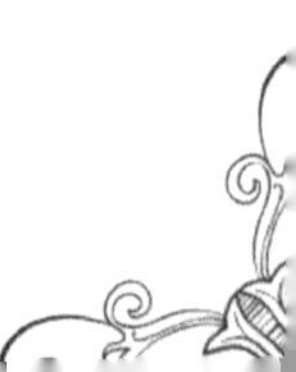

- 5 Tropfen Orangenöl

- zerkleinerte Nelken

- zerkleinerte Zimtstange

Anleitung:

Stärke, Natron und Zitronensäure in einer Schüssel vermischen. Nelken- und Zimtstangenstückchen hinzugeben. Das Kokosfett in einem Wasserbad verflüssigen. Mit ätherischen Ölen mischen und ebenfalls in die Schüssel geben. Alles gut vermengen. Die Mischung in eine Eiswürfelform geben und im Kühlschrank für 4 Stunden aushärten lassen.

Rosen-Badeperlen

Zutaten:

- 2 TL Rosenblüten

- 1 EL Sheabutter

- 1 EL Kakaobutter

- 1 EL Kokosöl

- 5 Tropfen Lavendelöl

Anleitung:

Die Rosenblüten in einer Eiswürfelform verteilen. Die Fette über einem Wasserbad schmelzen, sodass sie sich verflüssigen. Das ätherische Öl hinzufügen. Die flüssige

Mischung in die Eiswürfelform geben. Über Nacht im Kühlschrank aushärten lassen.

Gut zu wissen: Die Badeperlen an einem kühlen Ort lagern, damit sich die Öle nicht verflüssigen.

Vanille-Schaumbad

Zutaten:

- 250 g flüssige Seife

- 30 g Mandelöl

- 45 g Glycerin

- 1 Msp. gemahlene Vanille

- 10 Tropfen Vanilleöl

Anleitung:

Alle Zutaten in einen Mixer geben und auf mittlerer Stufe miteinander vermengen. Alternativ kannst du die Zutaten auch per Hand in einer Schüssel miteinander vermischen. Das Schaumbad in eine Flasche abfüllen.

Belebendes Schaumbad

Zutaten:

- 200 ml flüssige Seife

- 15 ml Essig

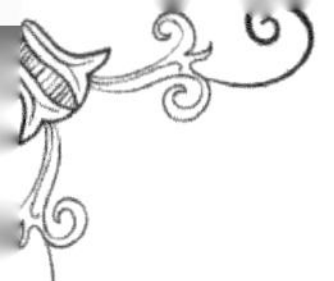

- 10 g Natron

- 30 g Backpulver

- 10 Tropfen Zitronenöl

- 5 Tropfen vegan Lebensmittelfarbe

Anleitung:

In einer Schüssel die Seife und den Essig vermischen. Natron und Backpulver hinzugeben und gründlich verrühren, damit keine Klümpchen entstehen. Zitronenöl und Farbe unterrühren. Alles in eine Flasche füllen. Zum Baden einen Schuss in das Badewasser geben.

Badeöl mit Sandelholz

Zutaten:

- 2 EL Jojobaöl

- 8 Tropfen Sandelholzöl

- 2 Tropfen Vanille

Anleitung:

Alle Zutaten in einer Schüssel miteinander vermengen. Gut verrühren, sodass sich die Öle miteinander verbinden. Die Mischung in das heiße Badewasser geben.

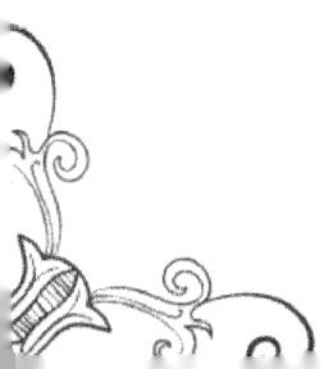
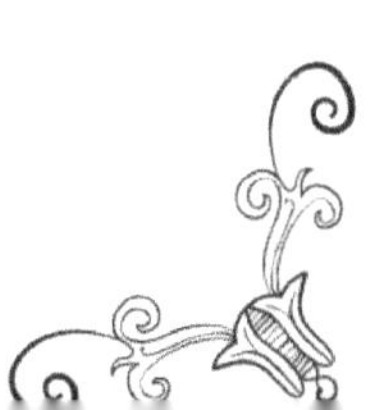

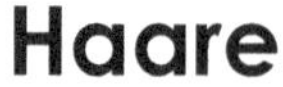

Haare

Haarshampoo

Haarseife mit Lavendel

Zutaten:

- 200 g Babassuöl

- 100 g Sheabutter

- 50 g Hanföl

- 50 g Rizinusöl

- 130 g destilliertes Wasser

- 55 g Natriumhydroxid

Anleitung:

Natriumhydroxid in Wasser auflösen. Die Fette werden in einem Wasserbad geschmolzen und verflüssigt. Anschließend die anderen Öle hinzufügen. Die Lauge durch ein Sieb passieren und mit einem Mixer pürieren. Die Seife in eine Form gießen und 4 Wochen reifen lassen.

Haarseife mit Tonerde

Zutaten:

- 200 g Babassuöl

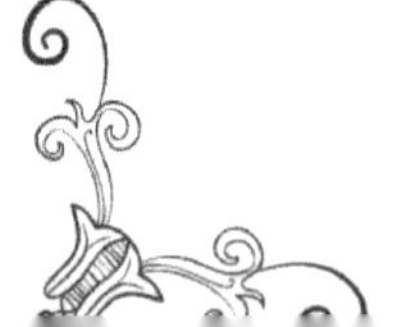
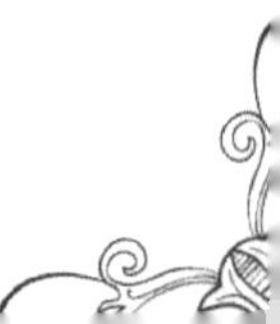

- 100 g Sheabutter

- 100 g Aprikosenkernöl

- 50 g Sesamöl

- 50 g Rizinusöl

- 3 EL Tonerde

- 165 g destilliertes Wasser

- 70 g Natriumhydroxid

Anleitung:

NaOH in Wasser anrühren. Die festen Fette in einem Wasserbad verflüssigen und mit den flüssigen Ölen mischen. Die Masse durch ein Sieb geben und pürieren. Tonerde einrühren. Die Seife in eine Form geben und 48 Stunden aushärten lassen.

Haarseife mit Zitrone

Zutaten:

- 220 g Kokosöl

- 50 g Sheabutter

- 100 g Rizinusöl

- 50 g Mandelöl

- 50 g Avocadoöl

- 30 g Hanföl

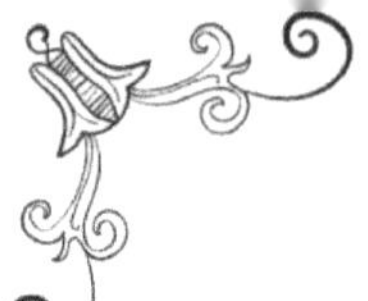
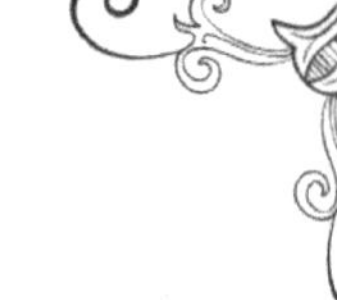

- 15 g Zitronensäure

- 165 g destilliertes Wasser

- 79 g Natriumhydroxid

Anleitung:

Zitronensäure in Wasser auflösen. Fette in einem Wasserbad schmelzen und mit den flüssigen Ölen mischen. Jetzt NaOH in dem Wasser auflösen. Alles durch ein Sieb geben und passieren. Anschließend pürieren. Die Seife in eine Form geben und 6 Wochen reifen lassen.

Haarseife gegen fettiges Haar

Zutaten:

- 90 g Sheabutter

- 200 g SLSA Tensid

- 200 g Maisstärke

- 10 Tropfen Teebaumöl

- 15 Tropfen Lavendelöl

Anleitung:

In einem Wasserbad Sheabutter schmelzen. Tensid und Maisstärke miteinander vermischen und zur Sheabutter hinzufügen. Die ätherischen Öle unterrühren. Die Masse gut durchkneten. Die knetartige Masse in eine Form drücken und über Nacht ruhen lassen.

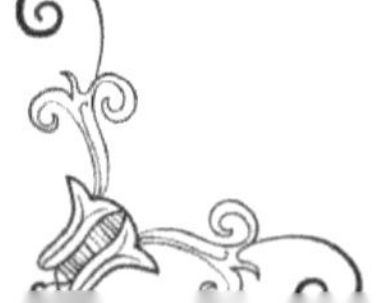
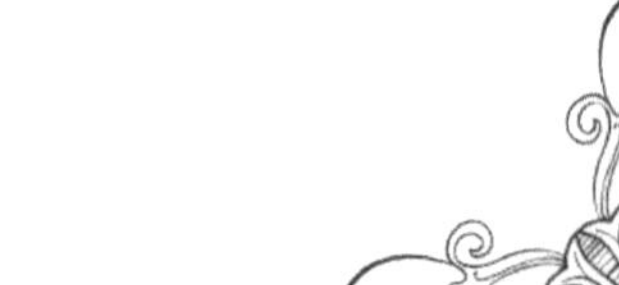

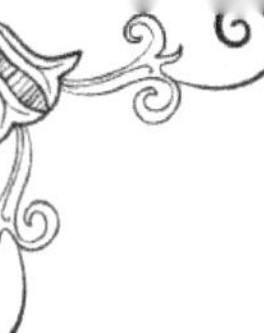

Haarseife gegen schuppiges Haar

Zutaten:

- 90 g Sheabutter

- 200 g SLSA Tensid

- 200 g Maisstärke

- 10 Tropfen Rosmarinöl

- 15 Tropfen Zitronenöl

Anleitung:

Sheabutter in einem Wasserbad schmelzen. Maisstärke und Tensid miteinander mischen und unter die Sheabutter rühren. Mit ätherischen Ölen anreichern. Die Masse gründlich kneten und anschließen in eine Form geben. Über Nacht ruhen lassen.

Mildes Shampoo

Zutaten:

- 1 EL Kokosöl

- 1 TL Jojobaöl

- 1 Dose Kokosmilch

- 12 Tropfen ätherisches Öl nach Wahl

Anleitung:

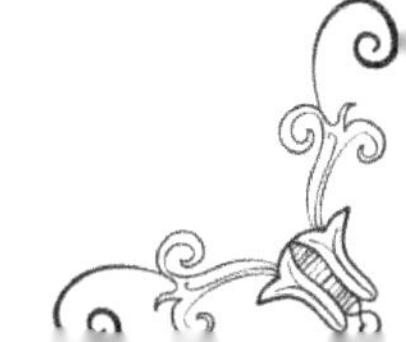

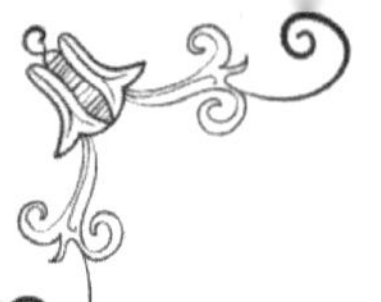

Kokosöl in einem Wasserbad schmelzen. Dann werden alle Zutaten miteinander vermischt. Darauf achten, dass sich die Zutaten gut miteinander verbinden. In eine Flasche abfüllen und noch einmal schütteln.

Kräuter-Shampoo

Zutaten:

- 50 ml Kokosmilch

- 50 ml flüssige Seife

- 1/2 TL Kokosöl

- 1 TL Speisestärke

- 1 Handvoll frische Kräuter

Anleitung:

Die Kokosmilch und die Kräuter in einen Mixer geben und fein pürieren. Anschließend in einem Topf leicht erwärmen und die Speisestärke einrühren. Darauf achten, dass sich die Zutaten nicht verklumpen. Mit der Seife und dem Öl vermischen. Alles in eine Flasche geben und auskühlen lassen.

Trockenshampoo mit Heilerde

Zutaten:

- 50 g Maisstärke

- 50 g weiße Heilerde

Anleitung:

Beiden Zutaten werden miteinander vermischt und in ein passende Gefäß gegeben. Ein alter Salzstreuer eignet sich zum Beispiel sehr gut. Das Shampoo auf das Haar geben und einmassieren.

Gut zu wissen: Das Trockenshampoo eignet sich besonders gut für helles Haar, da es etwas weißelt.

Trockenshampoo mit Kakao

Zutaten:

- 50 g stark entöltes Kakaopulver

- 50 g braune Heilerde

Anleitung:

Die Zutaten werden zu gleichen Teilen miteinander gemischt und in einen Streuer gegeben. Auf das Haar streuen, einmassieren und ausbürsten.

Gut zu wissen: Diese Variante eignet sich auch für dunkleres Haar, da es durch den Kakao nicht so stark weißelt.

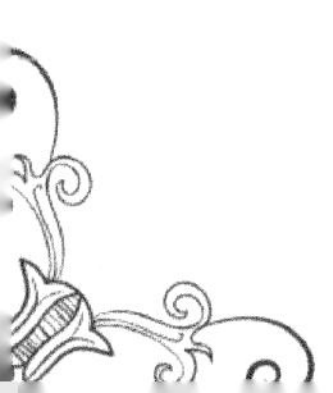

Trockenshampoo mit Zimt

Zutaten:

- 50 g Zimt

- 50 g rote Heilerde

Anleitung:

Beide Zutaten gründlich miteinander vermischen und in einen Streuer umfüllen. Auf den Ansatz geben und einmassieren. Bei Bedarf ausbürsten.

Gut zu wissen: Dieses Trockenshampoo eignet sich sehr gut für rötliches Haar.

Conditioner

Apfelessig-Spülung

Zutaten:

- 1 L Wasser

- 2 TL Apfelessig

Anleitung:

Vermische die Zutaten miteinander und fülle sie in eine Flasche. Gib die Spülung über das Haar. Die Spülung sollte

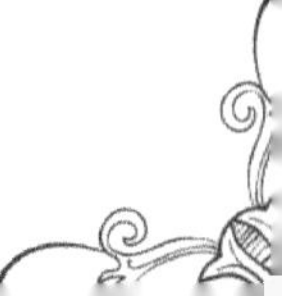

kalt angewendet werden. Die Spülung sorgt für glänzendes Haar.

Gut zu wissen: Keine Sorge! Der Essiggeruch verfliegt schnell wieder.

Bier-Spülung

Zutaten:

- 1 Glas Bier

- 2 Gläser Wasser

Anleitung:

Beide Zutaten werden in einer Flasche zusammen vermischt. Die Haare nach dem Waschen damit ausspülen. Der Biergeruch verfliegt nach rund einer Stunde. Die Spülung sorgt nicht nur für glänzendes Haar, sondern wirkt auch gegen fettige Haare.

Spülung mit Löwenzahn

Zutaten:

- 1 L Wasser

- 2 Handvoll Löwenzahnblüten

Anleitung:

Die Löwenzahnblüten mit einem halben Liter Wasser aufkochen und für 10 Minuten ziehen lassen. Abkühlen

lassen und anschließend mit dem restlichen Wasser verdünnen. Die Spülung wirkt sehr gut gegen trockenes und sprödes Haar.

Lavendel-Spülung

Zutaten:

- 15 g zerkleinerte Lavendelblüten

- 1 L Wasser

Anleitung:

Die Blüten werden mit kochendem Wasser übergossen und sollten anschließend für rund 4 Stunden ziehen. Die Mischung dabei abdecken. Anschließend durch ein Sieb geben und den Sud von den Blüten trennen. Den Sud über das Haar gießen. Lavendel wirkt beruhigen und wirkt sich wohltuend auf eine trockene Kopfhaut aus.

Gut zu wissen: Durch die Farbe der Lavendelblüten sollte die Spülung nicht für blondes Haar genutzt werden.

Kamillen-Spülung

Zutaten:

- 10 TL Kamillenblüten

- 1 L Wasser

Anleitung:

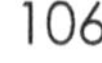

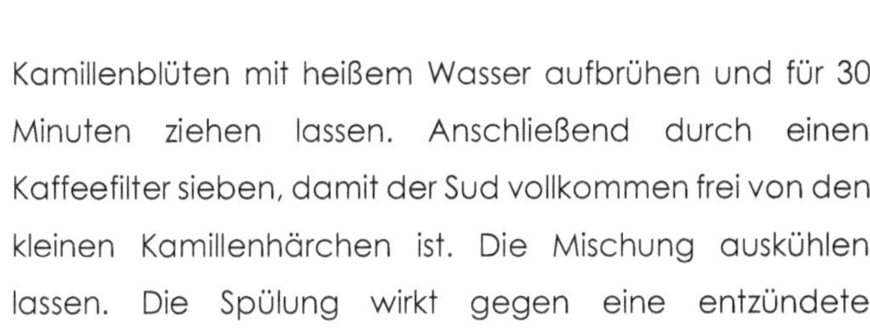

Kamillenblüten mit heißem Wasser aufbrühen und für 30 Minuten ziehen lassen. Anschließend durch einen Kaffeefilter sieben, damit der Sud vollkommen frei von den kleinen Kamillenhärchen ist. Die Mischung auskühlen lassen. Die Spülung wirkt gegen eine entzündete Kopfhaut, sowie gegen fettige Haare.

Gut zu wissen: Die Kamillenblüten können auf blondem Haar färbend wirken und sollten hier besser nicht verwendet werden.

Spülung für feines Haar

Zutaten:

- Kartoffelschalen von 4 Kartoffeln

- 500 ml Wasser

- 5 Tropfen Rosmarinöl

Anleitung:

Kartoffeln schälen. Die Schalen in einem Topf mit Wasser für 15 Minuten köcheln lassen. Das Wasser durch ein Sieb geben und von den Schalen trennen. Das Wasser mit ätherischen Öl anreichern. Spülung über das Haar geben und nicht auswaschen.

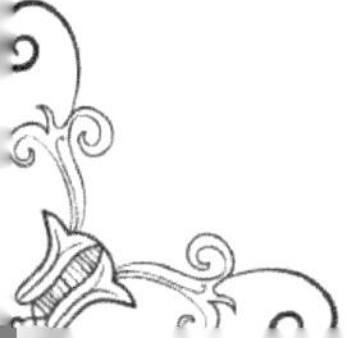
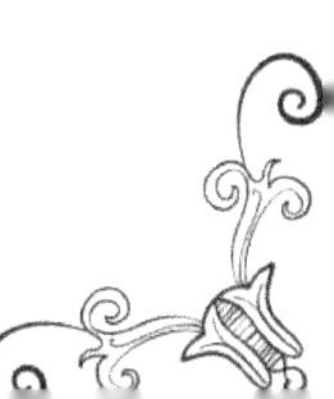

Spülung mit Grünem Tee

Zutaten:

- 500 ml Wasser

- 3 Teebeutel

Anleitung:

Den Tee mit heißem Wasser aufbrühen und für 15 Minuten ziehen lassen. Anschließend abkühlen lassen und über das gewaschene Haar geben.

Spülung mit Zitrone

Zutaten:

- 5 Minzblätter

- 3 Streifen Bio-Zitronenschalen

- 500 ml Wasser

Anleitung:

In einem Topf Wasser erhitzen und die Zitrone und Minze hinzufügen. Für rund 5 Minuten köcheln lassen. Anschließend abkühlen lassen. Den Sud durch ein Sieb geben und auffangen. Sud über das Haar gießen und kurz einmassieren. Für 10 Minuten einwirken lassen. Die Spülung wirkt besonders gut gegen fettiges Haar.

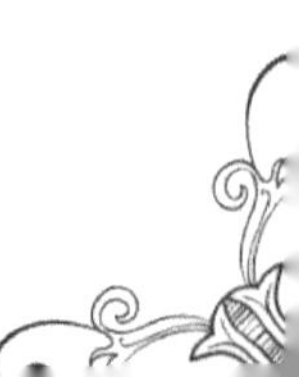

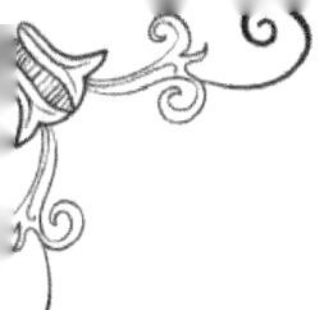
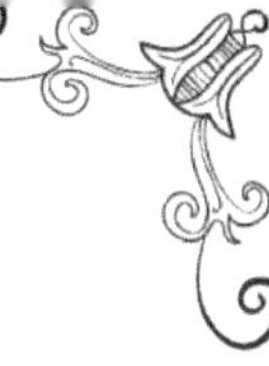

Fester Conditioner

Zutaten:

- 20 g Mandelöl

- 30 g Kakaobutter

- 30 g Kurquat

- 20 g Cetylalkohol

Anleitung:

Die festen Fette in einem Wasserbad schmelzen. Mit den restlichen Zutaten gründlich verrühren, sodass sich eine einheitliche Masse bildet. Die Masse in eine Form gießen und ein paar Stunden aushärten lassen.

Fester Conditioner mit Ringelblumen

Zutaten:

- 10 g Ringelblumen-Mazerat

- 5 g Arganöl

- 4 g Mandelöl

- 15 g Kakaobutter

- 15 g Mangobutter

- 30 g Kurquat

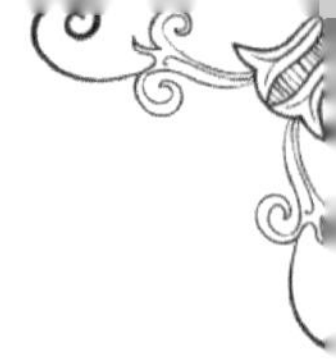

- 20 g Behenylakohol

- 1 g Lavendelöl

Anleitung:

Die Öle in einem Wasserbad schmelzen. Anschließend das ätherisches Öl hinzufügen. Die Masse schnell in eine Form geben, bevor sie zu fest wird. Für 24 Stunden ruhen lassen.

Haarmaske

Avocado Maske

Zutaten:

- 1 Avocado

- 2 EL Kokosöl

- etwas Zitronensaft

Anleitung:

Avocado halbieren und aushöhlen. Mit einer Gabel zerdrücken. Die restlichen Zutaten hinzufügen und zu einem Brei verarbeiten. Die Maske ins feuchte Haar geben und mit einem Handtuch abdecken. Für 15 Minuten einwirken lassen und ausspülen.

Zwiebel Maske

Zutaten:

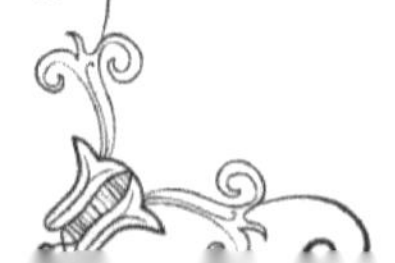

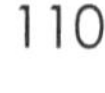

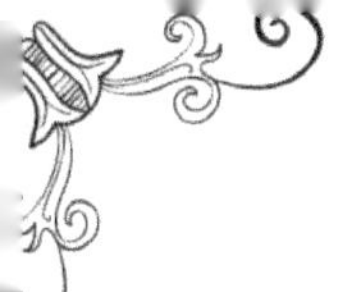

- 1 Zwiebel

- 1/2 Zitrone

- 1 EL Leinöl

- 2 EL Sojajoghurt

Anleitung:

Zwiebel schälen und grob schneiden. In einen Mixer geben und zu einem Brei pürieren. Den Brei anschließend durch ein Sieb drücken und den Sud auffangen. Mit den restlichen Zutaten verrühren und in das Haar geben. Mit einem Handtuch bedecken und 30 Minuten einwirken lassen. Anschließend mit Wasser ausspülen.

Tipp: Keine Angst, die Zwiebel Maske stinkt nicht. Die Haare werden glänzender und kraftvoller und das Haarwachstum wird angeregt.

Bananen Maske

Zutaten:

- 1 Banane

- 1 TL Zuckerrübensirup

- 1 EL Kokosöl

Anleitung:

Banane schälen. Alle Zutaten in einen Mixer geben und zu einem feinen Brei pürieren. Im Haar verteilen und 30

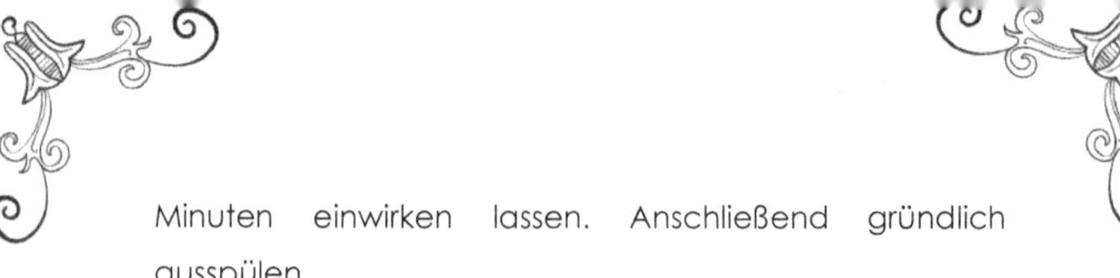

Minuten einwirken lassen. Anschließend gründlich ausspülen.

Vitamin E Maske

Zutaten:

- 4 EL Sojaquark

- 4 EL Mandelöl

- 1/2 Orange

- 2 Vitamin E Kapseln

Anleitung:

Quark und Öl miteinander verrühren. Orange halbieren und auspressen. Den Saft ebenfalls einrühren. Die Kapseln öffnen und zu den restlichen Zutaten geben. Die Maske in das feuchte Haar geben und für 20 Minuten einwirken lassen. Dabei das Haar mit einem Handtuch bedecken. Alles gründlich ausspülen.

Aktivkohle Maske

Zutaten:

- 3 EL Sojaquark

- 1 Handvoll Erdbeeren

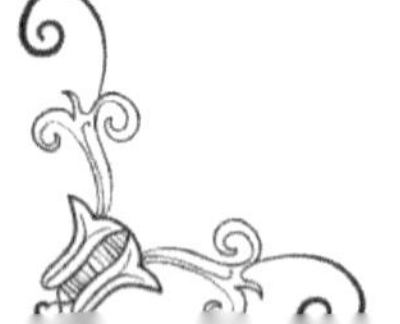

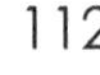

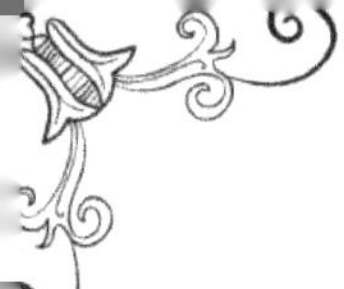

- 3 Kohletabletten

Anleitung:

In einem Mörser die Kohletabletten zu einem Pulver mahlen. Die Erdbeeren mit einem Pürierstab den pürieren. Alle Zutaten mit dem Quark vermischen und auf das feuchte Haar auftragen. Mit einem Handtuch bedecken und für 30 Minuten einwirken lassen. Gründlich ausspülen.

Kamille Maske

Zutaten:

- 6 EL Heilerde

- 1 Beutel Kamillentee

- 1 EL Zitronensaft

Anleitung:

Kamillentee mit heißem Wasser übergießen und 10 Minuten ziehen lassen. Abkühlen. Alle Zutaten miteinander verrühren, sodass eine cremige Paste entsteht. Dabei den Kamillentee nur schrittweise zur Heilerde geben. Die Maske im feuchten Haar verteilen, mit einem Handtuch bedecken und für 15 Minuten wirken lassen. Anschließend gründlich ausspülen.

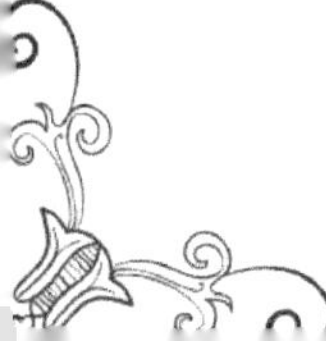
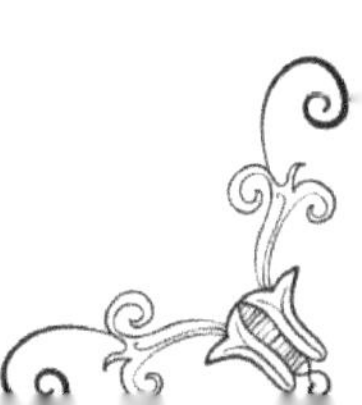

Mango Maske

Zutaten:

- 2 EL Kokosöl

- 1 Mango

- 1/2 Zitrone

Anleitung:

Mango schälen und grob schneiden. Zitrone auspressen. Alle Zutaten in einen Mixer geben und zu einem feinen Brei pürieren. Die Maske im feuchten Haar auftragen, mit einem Handtuch bedecken und für 15 Minuten einwirken lassen. Gründlich ausspülen.

Rosmarin Maske

Zutaten:

- 4 EL Kokosöl

- 4 EL Rizinusöl

- 1 Bund Rosmarin

Anleitung:

Kokosöl in einem Wasserbad schmelzen. Rizinusöl unterrühren. Rosmarin waschen und ebenfalls in die Mischung geben. Alles auskühlen lassen. Die Maske im Haar verteilen und in die Kopfhaut massieren. Für 30 Minuten einwirken lassen und auswaschen.

Kaffee Maske

Zutaten:

- Kaffeesatz von 1 Tasse

- 100 ml Wasser

Anleitung:

Den Kaffeesatz mit heißem Wasser übergießen und so lange ziehen lassen bis das Wasser schwarz ist. Abkühlen lassen. Die Maske in das feuchte Haar geben, mit einem Handtuch abdecken und für 30 Minuten einwirken lassen. gründlich ausspülen.

Gut zu wissen: Das Koffein fördert die Durchblutung und kräftigt die Haare.

Maske mit Sojajoghurt

Zutaten:

- 1 TL Olivenöl

- 60 g Sojajoghurt

Anleitung:

Beide Zutaten in einer Schüssel gründlich miteinander verrühren. Im feuchten Haar verteilen und für 30 Minuten einwirken lassen. Anschließend gründlich ausspülen.

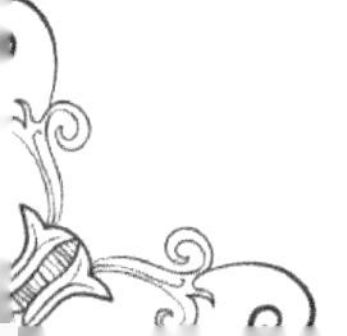

Maske mit Aloe Vera

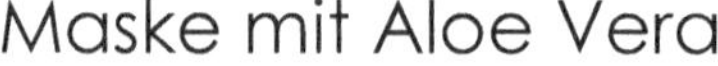

Zutaten:

- 1 Avocado

- 2 EL Aloe Vera Gel

- 1/2 Zitrone

- 1 EL Jojobaöl

Anleitung:

Avocado halbieren und das Fruchtfleisch entfernen. Das Fruchtfleisch in einen Mixer geben und fein pürieren. Die restlichen Zutaten unterrühren. Die Maske in das feuchte Haar geben und mit einem Handtuch bedecken. Für 20 Minuten einwirken lassen und ausspülen.

Gurken Maske

Zutaten:

- 1/2 Gurke

- 2 bis 4 EL veganen Quark

Anleitung:

Die Gurke grob schneiden und in einem Mixer zerkleinern. Den Gurkensaft auffangen und mit dem veganen Quark vermischen. Auf das gereinigte Gesicht auftragen und für 15 Minuten einwirken lassen. Anschließend mit Wasser abwaschen.

Maske mit Hefe

Zutaten:

- 1/2 Würfel frische Hefe

- 100 ml lauwarmes Wasser

Anleitung:

Wasser und Hefe gründlich miteinander verrühren bis sich die Hefe vollständig aufgelöst hat. Die Mischung in das feuchte Haar geben und einmassieren. Die Haare mit einem Handtuch umwickeln und für 15 Minuten einwirken lassen. Gründlich ausspülen.

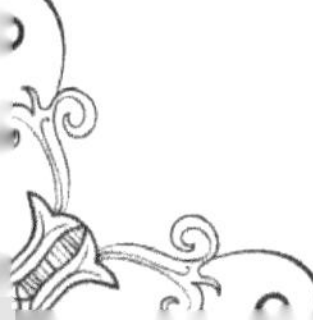
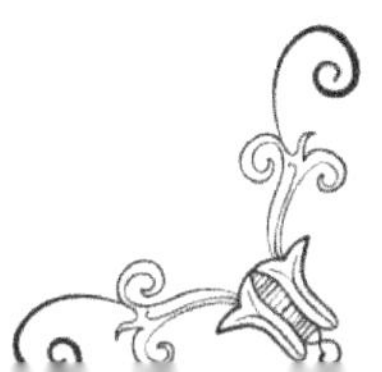

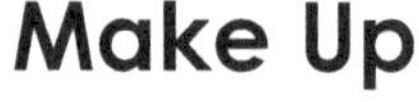

Make Up

Grundierung

Foundation für trockene Haut

Zutaten:

- 1 TL Sheabutter
- 1 TL Kakaobutter
- 1 TL Jojobaöl
- 5 g Zinkoxid
- 5 g Titanoxid
- 1 TL dunkler Kakao
- 1 TL Zimtpulver
- 5 Tropfen Teebaumöl

Anleitung:

Kakaobutter und Sheabutter in einem Wasserbad schmelzen. Jojobaöl hinzufügen. Titanoxid und Zinkoxid einrühren und darauf achten, dass sich keine Klümpchen bilden. Etwas abkühlen lassen. Die restlichen Zutaten einrühren. In einen Tiegel füllen und auskühlen lassen. Die Farbe kann durch den Kakao noch weiter angepasst werden.

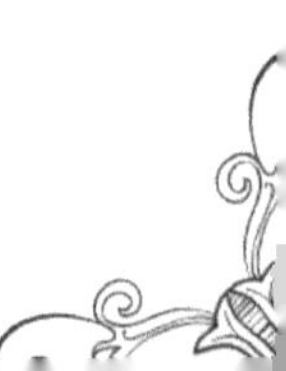

Getönte Feuchtigkeitscreme

Zutaten:

- stark aufgebrühter Kaffee

- Babypuder

- Vegane Gesichtscreme

Anleitung:

Alle Zutaten werden in einer Schüssel miteinander verrührt. Durch die Zugabe von Kaffee und Babypuder kannst du die Konsistenz und Farbe der Foundation selbst bestimmen.

Mineralpuder für helle Hauttypen

Zutaten:

- 13 g Titandioxid

- 0,4 g Pigment Rotbraun

- 0,5 g Pigment Dunkelbraun

- 0,8 g Pigment Dunkelgelb

- 1 g Pigment Ocker

Anleitung:

Die verschiedenen Mineral-Pigmente in einer Schüssel miteinander vermischen und in einen kleinen Tiegel abfüllen. Mit einem Pinsel auf dem Gesicht verteilen.

Gut zu wissen: Titandioxid ist bei manchen Kosmetikexperten umstritten. Eine gute Alternative zu finden ist schwierig. Du kannst es aber auch mit Zinkoxid versuchen.

Mineralpuder für mittlere Hauttypen

Zutaten:

- 14 g Titandioxid

- 0,7 g Pigment Ocker

- 1 g Pigment Dunkelbraun

- 1 Prise Pigment Rot

Anleitung:

Die verschiedenen Mineral-Pigmente in einer Schüssel miteinander vermischen und in eine kleine Dose abfüllen. Mit einem Pinsel auftragen.

Mineralpuder für dunkle Hauttypen

Zutaten:

- 9 g Titandioxid

- 0,5 g Pigment Rotbraun

- 0,7 g Pigment Dunkelbraun

- 1,1 g Pigment Dunkelgelb

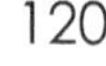

- 1,3 g Pigment Ocker

Anleitung:

Die verschiedenen Mineral-Pigmente in einer Schüssel miteinander vermischen und in einen kleinen Tiegel füllen. Mit einem Pinsel auf dem Gesicht auftragen.

Mineralpuder für alle Hauttypen

Zutaten:

- 5 g Mineralpuder (siehe Rezepte)

- 2 g Speisestärke

Anleitung:

Beide Zutaten gründlich miteinander vermischen und in einen Tiegel abfüllen. Mit einem Pinsel gleichmäßig auf dem Gesicht auftragen.

Concealer gegen Augenringe

Zutaten:

- 4 g Mineralpuder (siehe Rezepte)

- 1,27 g Titandioxid

- 0,2 g Pigment Ocker

Anleitung:

Alle Zutaten miteinander vermischen und in einen kleinen Tiegel abfüllen. Mit einem Pinsel unter den Augen verteilen, um Augenschatten zu überdecken.

Concealer gegen Rötungen

Zutaten:

- 4 g Mineralpuder (siehe Rezepte)

- 1,27 g Titandioxid

- 0,2 g Grün

Anleitung:

Die Mineral-Pigmente in einer kleinen Schüssel anrühren und in einen Tiegel füllen. Mit einem Pinsel an geröteten Stellen auftragen.

Creme Concealer

Zutaten:

- Mineralpuder (siehe Rezepte)

- Vegane Gesichtscreme

Anleitung:

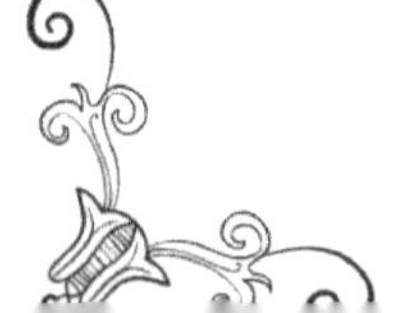

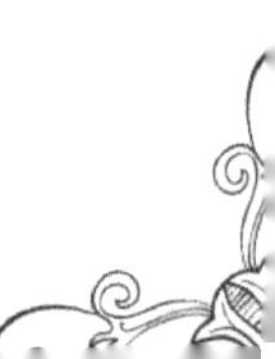

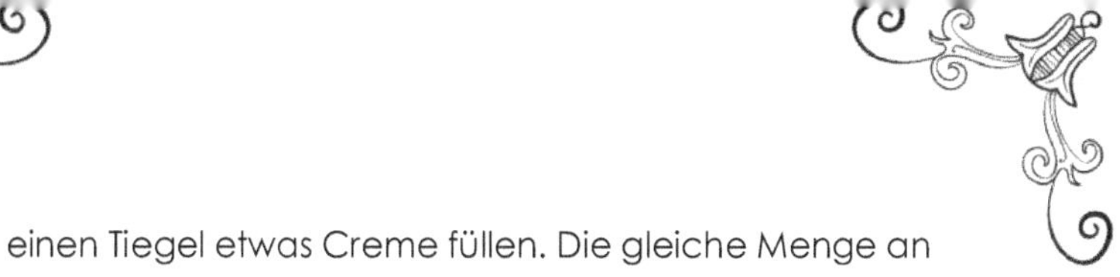

In einen Tiegel etwas Creme füllen. Die gleiche Menge an Pulver einrühren und zu einer cremigen Substanz vermischen. Ist die Konsistenz zu dünn oder dick noch etwas Creme oder Pulver hinzufügen.

Rouge und Bronzer

Mineralpuder - Rouge

Zutaten:

- 12 g Speisestärke
- 0,5 g Pigment Rot
- 0,1 g Pigment Seidenweiß
- 1 Prise Blaues Pigment

Anleitung:

Mineralpigmente und Speisestärke in einer kleinen Schüssel miteinander vermischen. In einen kleinen Tiegel abfüllen. Mit einem Pinsel auf den Wangen auftragen.

Rouge mit Gemüsepulver

Zutaten:

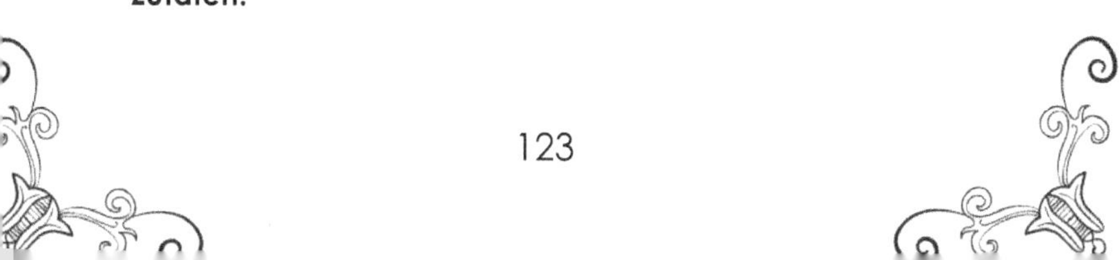

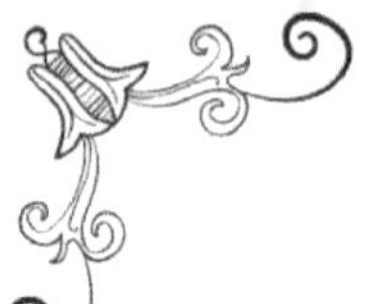

- 1 TL Gemüsepulver nach Wahl

- 1 TL Speisestärke

- 2 TL Weingeist

Anleitung:

Das Gemüsepulver und die Speisestärke in einer Schüssel miteinander verrühren. Anschließend die Mischung mit einem Mörser zu einem feinen Pulver verarbeiten. Den Weingeist hinzufügen und zu einer cremigen Masse verrühren. Das Rouge in einen Tiegel füllen und mit Backpapier abdecken. Das Rouge beschweren und für 2 Stunden trocknen lassen.

Pinkes Rouge mit Hibiskus

Zutaten:

- 1 EL feine Heilerde

- 1 EL Hibiskus-Blütenpulver

- 1 EL Speisestärke

Anleitung:

Alle Zutaten in einer Schüssel gründlich miteinander vermischen. Die Farbe kann durch die Zugabe von Hibiskus noch etwas intensiviert werden. Das Rouge in einen Tiegel abfüllen.

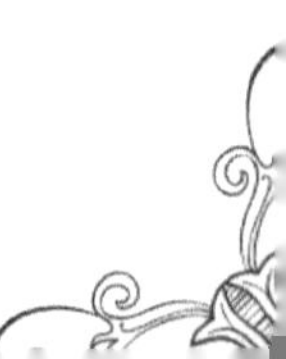

Warmes Rouge mit Maqui

Zutaten:

- 1 EL Pfeilwurzstärke

- 1 EL Maqui Pulver

Anleitung:

Alle Zutaten in einer Schussel gründlich miteinander vermischen. Die Farbe kann durch die Zugabe vom Maqui Pulver intensiviert werden. Das Rouge in einen Tiegel abfüllen.

Korall-Rouge mit Goji

Zutaten:

- 1 EL Pfeilwurzstärke

- 1 EL Goji Pulver

Anleitung:

Beide Zutaten miteinander vermischen und in einen Tiegel füllen. Bei Bedarf noch etwas Goji hinzufügen für eine intensivere Farbe.

Pfirsich Rouge mit Mangostan

Zutaten:

- 1 EL Pfeilwurzstärke

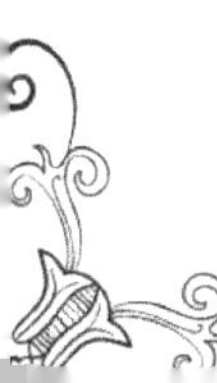
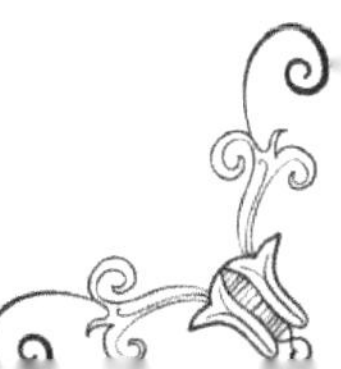

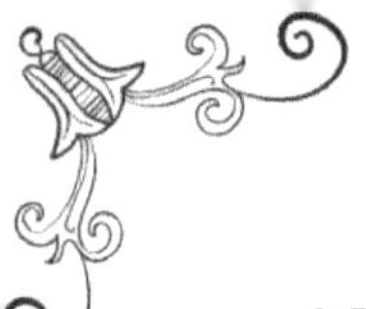

- 1 EL Mangostan Pulver

Anleitung:

Beide Zutaten miteinander vermischen und in einen leeren Tiegel abfüllen. Bei Bedarf noch etwas Mangostan hinzufügen, um eine intensivere Farbe zu erhalten.

Creme Rouge mit Roter Bete

Zutaten:

- 1 EL Rote Bete

- 2 EL Sheabutter

Anleitung:

Rote Bete schälen und grob schneiden. Die Rote Bete und die Sheabutter in einen Mixer geben und für eine Minute zu einer Creme verrühren. Das Rouge in einen Tiegel füllen und aushärten lassen. Unbedingt kühl lagern und schnell verbrauchen. Am besten das Rouge zwischenzeitlich einfrieren bis es gebraucht wird.

Dunkles Kontur-Puder

Zutaten:

- 1 EL Pfeilwurzstärke

- 1 EL Kakaopulver

Anleitung:

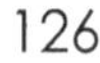

Die Stärke und das Kakaopulver gründlich miteinander verrühren. Alles in einen Tiegel abfüllen. Das Puder kann zum Konturieren verwendet werden oder als Bronzer für dunklere Hauttypen.

Bronzer

Zutaten:

- 1 EL Pfeilwurzstärke

- 1 EL Zimtpulver

Anleitung:

Die Stärke und den Zimt gründlich miteinander vermischen. Alles in einen Tiegel abfüllen. Das Puder zaubert ein sonnengeküsstes Aussehen im Gesicht.

Augen

Schwarze Mascara

Zutaten:

- 1 Prise Speisestärke

- 1 TL weiße Tonerde

- 1 TL Aktivkohle

- 1 TL destilliertes Wasser

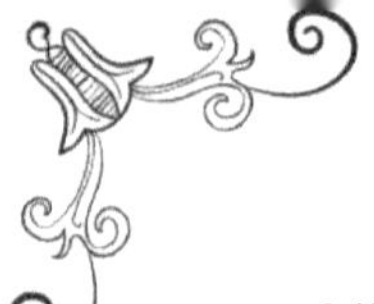

- 1/2 TL Aloe Vera Gel

Anleitung:

Zunächst die trockenen Zutaten miteinander vermischen. Anschließend das Aloe Vera Gel und Wasser hinzufügen. Alles gründlich miteinander verrühren und kurz quellen lassen. In einer Dose oder einer leeren Mascara-Hülse lagern.

Braune Mascara

Zutaten:

- 1 Prise Speisestärke

- 1 TL Heilerde

- 1 TL Kakaopulver

- 1 TL destilliertes Wasser

- 1/2 TL Aloe Vera Gel

Anleitung:

Zunächst die trockenen Zutaten miteinander vermischen. Anschließend das Aloe Vera Gel und Wasser hinzufügen und alles gründlich miteinander verrühren, sodass eine schöne Paste entsteht. Kurz quellen lassen und umfüllen.

Braunen Lidschatten

Zutaten:

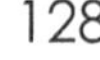

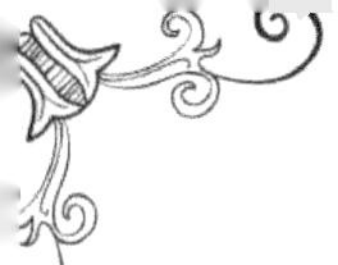

- 1/4 TL Pfeilwurzstärke

- Kakaopulver

Anleitung:

Beide Zutaten gründlich miteinander vermischen und in einen Tiegel umfüllen. Die Intensität des Farbtons kannst du durch die Zugabe des Kakaopulvers selbst bestimmen.

Schwarzen Lidschatten

Zutaten:

- 1/4 TL Pfeilwurzstärke

- Aktivkohle

Anleitung:

Beide Zutaten in einer Schüssel gründlich miteinander mischen und in einen Tiegel umfüllen. Den Farbtons kannst du durch die Zugabe der Aktivkohle selbst bestimmen. Auch grauer Lidschatten lässt sich so einfach herstellen.

Grünen Lidschatten

Zutaten:

- 1/4 TL Pfeilwurzstärke

- Spirulina

Anleitung:

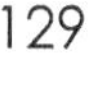

Gib beide Zutaten in eine Schüssel und vermische sie gründlich miteinander. Passe den Farbton durch die Zugabe des Spirulina nach deinen Vorstellungen an.

Rosa Lidschatten

Zutaten:

- 1/4 TL Pfeilwurzstärke

- Rote Bete Pulver

Anleitung:

Gib die Zutaten in eine kleine Schüssel und vermische sie miteinander. Durch die Zugabe der Rote Bete kannst du entweder ein sanftes Rosa oder ein stärkeres Pink erzeugen.

Eyeliner

Zutaten:

- 2 TL Aloe Vera Gel

- 3/4 TL Carnaubawachs

- 1/2 TL Kokosöl

- 1/2 TL Sheabutter

- 1 Kapsel Aktivkohle

Anleitung:

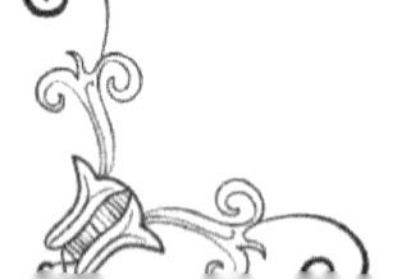

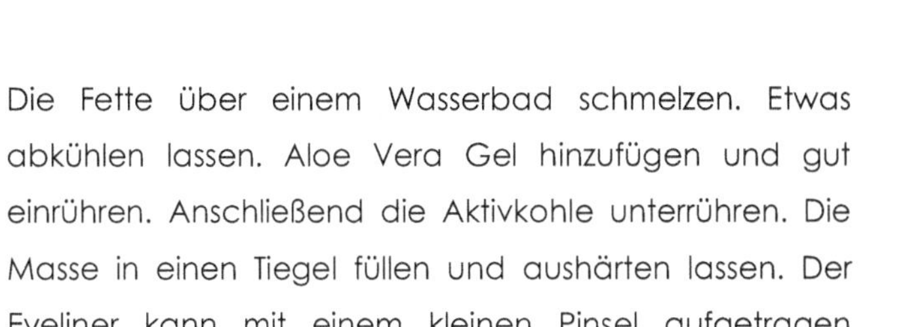

Die Fette über einem Wasserbad schmelzen. Etwas abkühlen lassen. Aloe Vera Gel hinzufügen und gut einrühren. Anschließend die Aktivkohle unterrühren. Die Masse in einen Tiegel füllen und aushärten lassen. Der Eyeliner kann mit einem kleinen Pinsel aufgetragen werden.

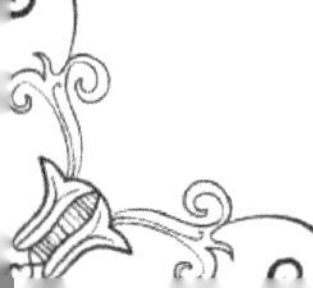

Make Up Entferner

Reinigungsmilch

Zutaten:

- 100 ml Mandelmilch

- 1-2 getrocknete Apfelringe

- 1/4 TL Apfelpektin

- 1 EL Haferkleie

Anleitung:

Alle Zutaten in einen Mixer geben und zu einer homogenen Masse pürieren. Anschließend durch einen Nussmilchbeutel geben und in eine Flasche umfüllen. Vor Gebrauch schütteln. Auf die Gesichtshaut auftragen und einmassieren. Mit Wasser abwaschen.

Fester Balm

Zutaten:

- 30 g Kakaobutter

- 30 g Kokosöl

- 5 Tropfen Neroliöl

- 5 Tropfen Vitamin E

- 4 Tropfen Lavendelöl

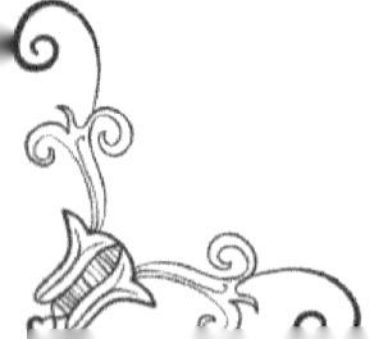
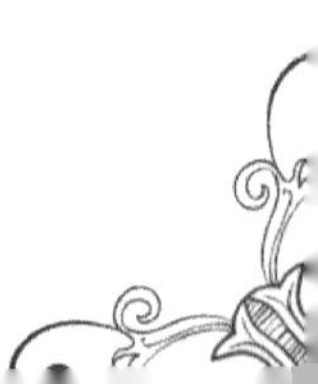

- 3 Tropfen Vanilleextrakt

Anleitung:

Kakaobutter und Kokosöl in einem Wasserbad schmelzen. Etwas abkühlen lassen. Anschließend die restlichen Zutaten hinzufügen und gut verrühren. Den Make Up Entferner in einen Tiegel füllen und auskühlen lassen.

Tipp: Zum Abschminken eine haselnussgroße Menge in den Händen verteilen und auf das Gesicht auftragen. Mit einem feuchten Tuch abnehmen.

Reinigungsöl für ölige Haut

Zutaten:

- 30 ml Rizinusöl

- 70 ml Aprikosenkernöl

Anleitung:

Alle Zutaten in eine Flasche füllen und schwenken bis sich alle Zutaten miteinander verbunden haben. Auf das Gesicht auftragen und mit einem feuchten Tuch abnehmen.

Reinigungsöl für trockene Haut

Zutaten:

- 20 ml Rizinusöl

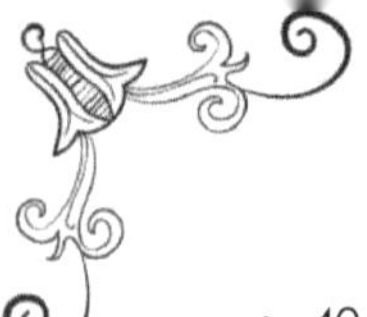

- 40 ml Avocadoöl

Anleitung:

Die Zutaten in eine Flasche geben. Die Flasche verschließen und kräftig schwenken, sodass sich die Zutaten miteinander verbinden. Auf das Gesicht auftragen und mit einem feuchten Tuch abnehmen.

Reinigungsöl für sensible Haut

Zutaten:

- 30 ml Jojobaöl

- 20 ml Rizinusöl

- 35 ml Olivenöl

- 15 ml Avocadoöl

Anleitung:

Die verschiedenen Öle in eine Flasche geben und schütteln, damit sich die Zutaten verbinden. Das Reinigungsöl in die Haut einmassieren und mit einem feuchten Tuch abnehmen.

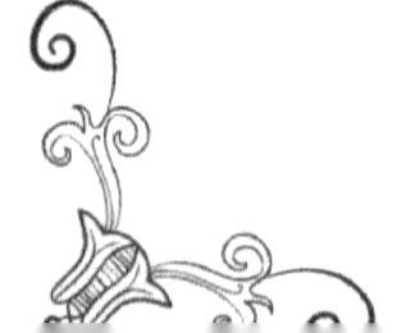
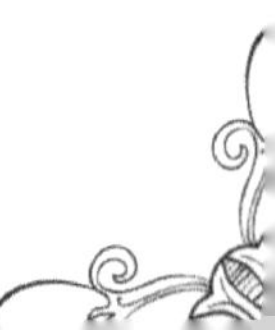

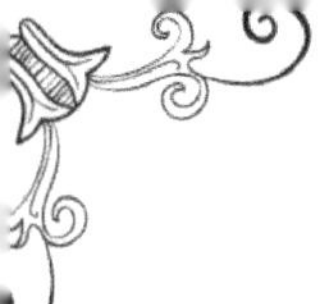

Lippen

Lippenstift mit Kokosöl

Zutaten:

- 1 TL Kokosöl

- 1 TL Mandelöl

- 1 TL Sheabutter

- Fruchtpulver nach Wahl

Anleitung:

Schmelze alle Zutaten über einem Wasserbad, sodass eine homogene Masse entsteht. Füge anschließend ein Fruchtpulver je nach gewünschter Farbe zur Masse hinzu. Die Intensität kannst du durch die Menge des Pulvers selbst bestimmen. Fülle den Lippenstift entweder in einen Tiegel oder in eine Lippenstifthülle.

Lippenstift mit Vaseline

Zutaten:

- 2 TL Bio Vaseline

- 2 Tropfen ätherisches Öl nach Wahl

- Fruchtpulver nach Wahl

Anleitung:

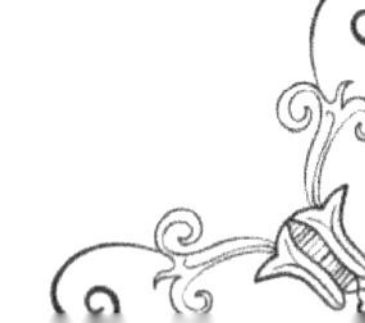

Gib die Vaseline in eine kleine Schüssel. Nach und nach kannst du das Fruchtpulver einrühren bis die gewünschte Intensität erreicht ist. Anschließend kannst du noch ein paar Tropfen ätherisches Öl hinzufügen, damit der Lippenstift angenehm duftet. Fülle den Lippenstift in einen kleinen Tiegel.

Tipp: Statt Vaseline kannst du auch Sheabutter oder Carnaubawachs verwenden.

Lippgloss

Zutaten:

- 1/2 TL Japanwachs

- 1 TL Sheabutter

- 1 TL Kakaobutter

- 1 EL Mandelöl

- 1 cm veganen Lippenstift

- 3 Tropfen Vanille

Anleitung:

Schmelze das Japanwachs in einem Wasserbad. Anschließend fügst du die Sheabutter und die Kakaobutter hinzu und lässt sie ebenfalls schmelzen. Im Anschluss folgt der Lippenstift in der Farbe deiner Wahl. Rühre die restlichen Zutaten in die Masse ein und

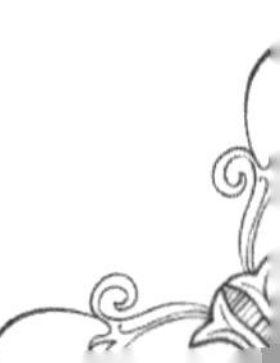

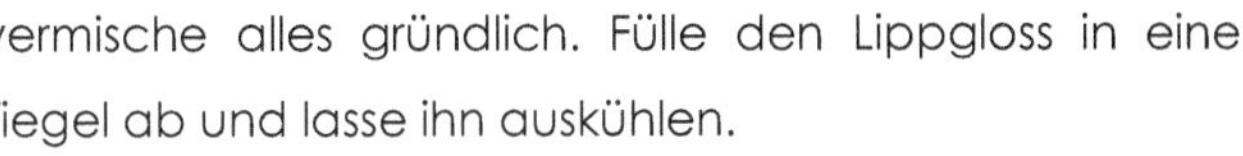

vermische alles gründlich. Fülle den Lippgloss in einen Tiegel ab und lasse ihn auskühlen.

Erdbeer Lippgloss

Zutaten:

- 4 frische Erdbeeren

- 1 EL Kokosöl

- 4 Kakaobutterdrops

- 2 TL Xylit

- 1/2 TL Sojalecithin Granulat

Anleitung:

Die Erdbeeren waschen und in einer Schüssel zerdrücken. Dabei 3 EL Saft auffangen. Den Saft einmal durch ein Sieb geben und in einem Topf aufkochen lassen. Anschließend das Kokosöl, die Kakaobutter und das Xylit in den Topf geben und alles auflösen. Das Granulat zerdrücken und ebenfalls hinzufügen. Alles zu einer homogenen Masse verrühren und in Tiegel abfüllen. Der Lippgloss hält sich für 3 Wochen.

Nutella Lippenstift

Zutaten:

- 20 g Sheabutter

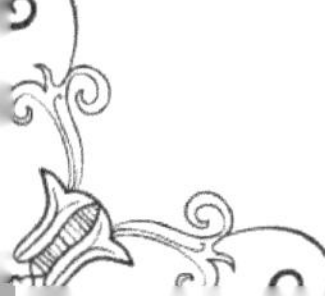

- 20 g Nutella

- 20 g Olivenöl

Anleitung:

Alle Zutaten werden in eine Schüssel gegeben und über einem Wasserbad erhitzt, sodass sie sich verflüssigen. Sobald sie komplett geschmolzen sind, wird die Masse in einen Tiegel abgefüllt.

Lippenbalsam

Zutaten:

- 25 ml Sheabutter

- 10 Tropfen Sanddornöl

- 2 Tropfen Melisseöl

Anleitung:

In einem Wasserbad wird die Sheabutter langsam geschmolzen bis sie vollständig flüssig ist. Anschließend werden die ätherischen Öle hinzugegeben. Die Masse wird in einen Tiegel gefüllt, wo sie auskühlen kann. Bei Bedarf kann man den Lippenbalsam mit Fruchtpulver einfärben.

Lippenbalsam mit Mandelöl

Zutaten:

- 1 EL Mandelöl

- 1/2 EL Olivenöl

- 1 EL Sheabutter

Anleitung:

Alle Zutaten werden in eine Schüssel gegeben und anschließend über einem Wasserbad erhitzt. Sobald sich die Zutaten verflüssigt haben, kannst du sie in einen Tiegel umfüllen und auskühlen lassen.

Lip Scrub mit Kokosöl

Zutaten:

- 1 EL brauner Zucker

- 1 TL Kokosöl

- 1/2 TL Orangenöl

Anleitung:

Vermische alle Zutaten gründlich miteinander. Den Lip Scrub kannst du in einen Tiegel geben und für einige Tage lagern. Reibe deine Lippen mit dem Scrub ein und lasse ihn kurz einwirken. Anschließend kannst du ihn mit ein wenig Wasser abspülen.

Lip Scrub mit Olivenöl

Zutaten:

- 1 TL Olivenöl

- 1 EL Zucker

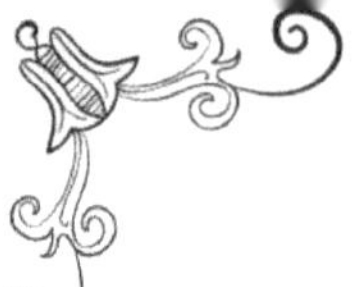
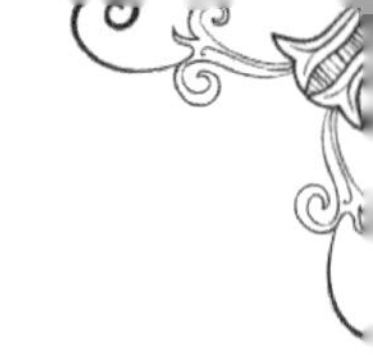

Anleitung:

Die beiden Zutaten werden miteinander vermengt und gut gemischt. Fülle den Lip Scrub in einen kleinen Tiegel und wende ihn regelmäßig auf deinen Lippen an, um sie zart zu halten. Wasche den Lip Scrub anschließend mit etwas Wasser ab.

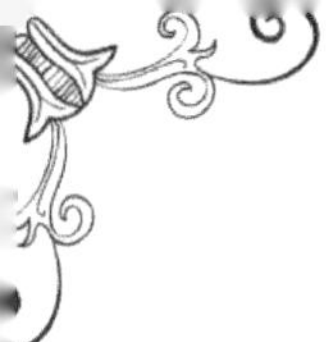

Zahnpflege

Zahncreme

Zahncreme mit Xylit

Zutaten:

- 120 ml Kokosöl
- 10 Tropfen Pfefferminzöl
- 2-4 TL Xylit

Anleitung:

Schmelze das Kokosöl in einem Wasserbad. Gib anschließend das Minzöl und das Xylit hinzu und vermische es zu einer homogenen Masse. Achte darauf, dass sich keine Klümpchen bilden. Eine Gabel kann dabei helfen. Fülle die Zahnpasta in ein Schraubglas und bewahre sie im Kühlschrank auf.

Zahncreme mit Natron

Zutaten:

- 4-5 EL Kokosöl
- 2-3 EL Natronpulver

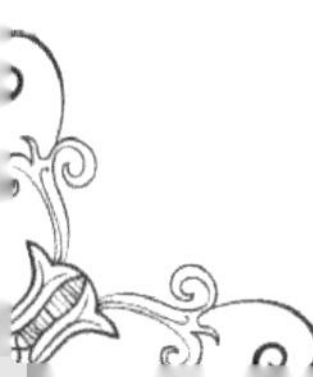

Anleitung:

Erwärme das Kokosöl in einem Wasserbad bis es vollständig geschmolzen ist. Anschließend fügst du das Natron hinzu und vermengst es zu einer homogenen Masse. Fülle die Zahnpasta in ein Schraubglas.

Tipp: Natron hat einen aufhellenden Effekt auf die Zähne. Allerdings kann es den Zahnschmelz abreiben, weshalb es nicht langfristig angewendet werden sollte.

Basic-Seife

Zutaten:

- 2 EL Kokosöl

- 1 EL Natron

- 4 Tropfen Minzöl

Anleitung:

Kokosöl in einem Wasserbad schmelzen. Natron einrühren und zu einer cremigen Masse verrühren. Minzöl hinzugeben. Die Masse anschließend in ein Schraubglas geben und auskühlen lassen.

Zahncreme mit Kurkuma

Zutaten:

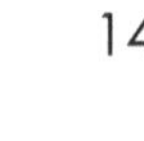

- 1 EL Kokosöl

- 1 TL Kurkumaplver

- 1 TL Xylit

- 1/2 TL Salz

- 1 Msp. Nelkenpulver

- 1 Msp. Natron

- 3 Tropfen Pfefferminzöl

Anleitung:

Die trockenen Zutaten werden in einen Mörser gegeben und zu einem feinen Pulver verarbeitet. Das Kokosöl wird in einem Wasserbad geschmolzen. Vermische alle Zutaten in einem Schraubglas und lasse die Zahnpasta auskühlen.

Zahnpulver

Zutaten:

- 1 EL Schlämmkreide

- 1 EL Xylit

- 1 Tropfen Salbeiöl

- 3 Tropfen Orangenöl

Anleitung:

Die Schlämmkreide und das Xylit werden in einem Mörser pulverisiert. Fülle sie in ein Schraubglas und gib die

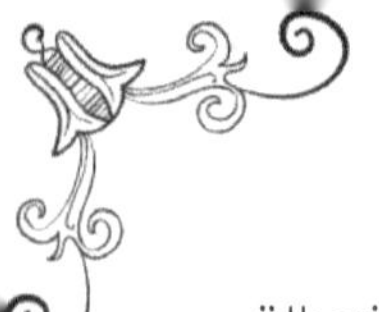

ätherischen Öle hinzu. Zum Zähneputzen wird die Zahnbürste befeuchtet und mit etwas Zahnpulver bestreut.

Aufhellendes Zahnpulver

Zutaten:

- 3 EL Rosskastanienpulver

- 1 EL Natron

- 10 Blätter getrockneter Salbei

Anleitung:

Gib alle Zutaten in einen Mörser und mahle sie zu einem feinen Pulver. Das Zahnpulver kann in einem Schraubglas gelagert werden.

Kurkuma Zahnpulver

Zutaten:

- 1 TL Kurkumapulver

- 1 TL pulverisierte Minze

- 1 TL pulverisierter Salbei

- 1 TL gemahlener Ingwer

- 1/2 TL Heilerde

- 1/2 TL Salz

- 1 Msp. Nelkenpulver

Anleitung:

Alle Zutaten werden in einen Mörser gegeben und fein gemahlen. Achte darauf, dass es sich um ein sehr feines Pulver handelt, damit du dich beim Zähne putzen nicht verletzt.

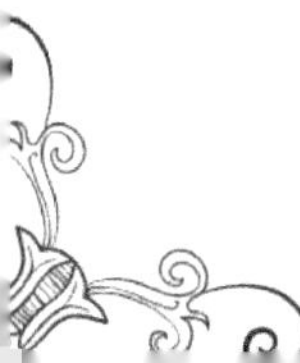

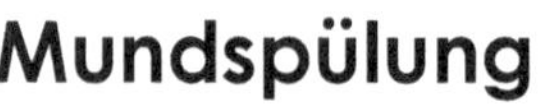

Mundspülung

Öl zum Ziehen mit Sesamöl

Zutaten:

- 100 ml Sesamöl

- 9 Tropfen Latschenkiefer

- 9 Tropfen Orangenöl

- 2 Tropfen Nelkenknospen

Anleitung:

Vermische alle Zutaten in einer Flasche und schwenke sie hin und her, sodass sich alles miteinander verbindet. Nimm jeden Morgen 1 EL in den Mund und ziehe das Öl für 5-10 Minuten durch die Zähne. Spucke das Öl anschließend in ein Tuch und wirf es in den Müll.

Minz-Mundspülung

Zutaten:

- 250 ml destilliertes Wasser

- 5 Tropfen Pfefferminzöl

- 5 Tropfen Teebaumöl

- 1 TL Xylit

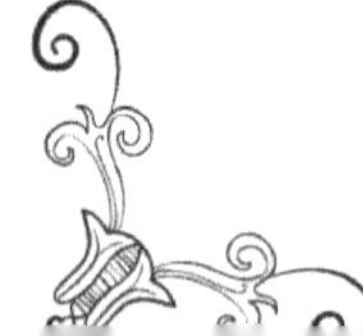
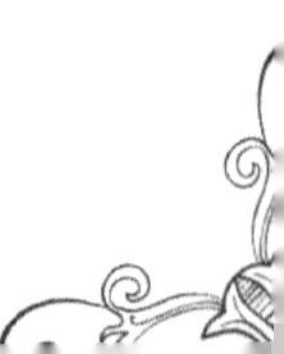

Anleitung:

Gib alle Zutaten in eine Flasche und vermische sie gründlich. Dafür kannst du die Flasche einfach schütteln.

Antibakterielle Mundspülung

Zutaten:

- 120 ml destilliertes Wasser
- 2 TL Natron
- 2 Tropfen Teebaumöl
- 2 Tropfen Pfefferminzöl

Anleitung:

Vermische alle Zutaten in einer Flasche miteinander und schütten sie einmal kräftig, damit sich das Natron auflöst.

Salbei Mundspülung

Zutaten:

- 300 ml destilliertes Wasser
- 10 g frischen Salbei
- 20 g Xylit
- 7 g Natron
- 6 Tropfen Pfefferminzöl

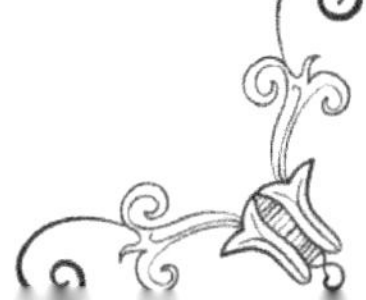

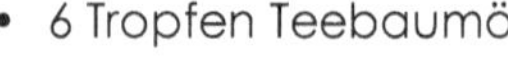

- 6 Tropfen Teebaumöl

Anleitung:

Koche den Salbei in dem Wasser auf und lasse ihn anschließend für 20 Minuten ziehen. Füge die restlichen Zutaten hinzu und vermische sie gründlich miteinander. Anschließend gießt du den Sud durch ein Sieb und füllst ihn in eine Flasche um.

Gurgelsalz

Zutaten:

- 50 g Meersalz

- 10 Tropfen Zitronenöl

- 10 Tropfen Orangenöl

- 3 Tropfen Pefferminzöl

Anleitung:

Vermische die Öle in einem Schraubglas und schwenke es, damit die Ränder benetzt werden. Anschließend kannst du das Salz hinzufügen. Zum Gurgeln löst du 1/2 TL vom Öl in Wasser auf.

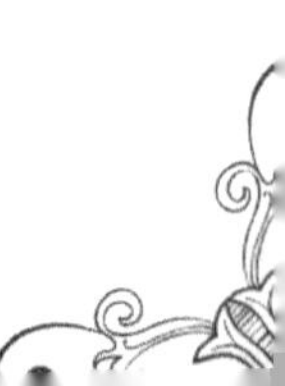

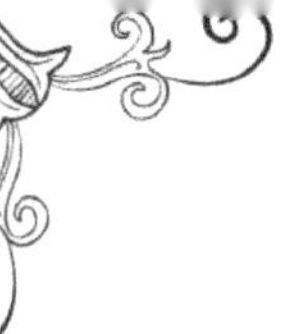
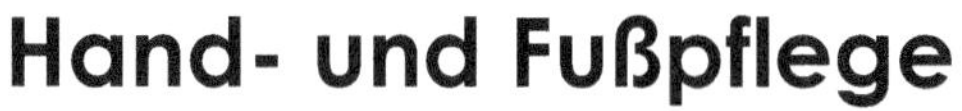

Hand- und Fußpflege

Hände

Handcreme für Allergiker

Zutaten:

- 160 g Kokosöl

- 140 g Sheabutter (oder Kakaobutter)

Anleitung:

Gebe die beiden Zutaten in eine Schüssel und schmelze sie über einem Wasserbad. Verrühre die beiden Zutaten gründlich miteinander, sodass sie sich vermischen können. Fülle die Creme in einen Tiegel und lasse sie auskühlen. Dies ist eine super Handcreme für Allergiker, die keine ätherischen Öle vertragen.

Handcreme mit Aloe Vera

Zutaten:

- 50 ml Olivenöl

- 50 ml frisches Aloe Vera Gel

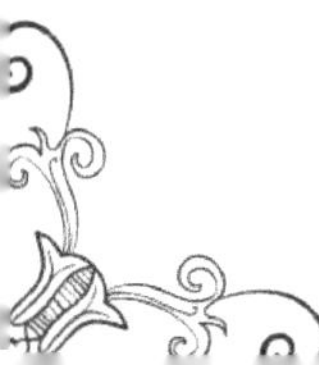
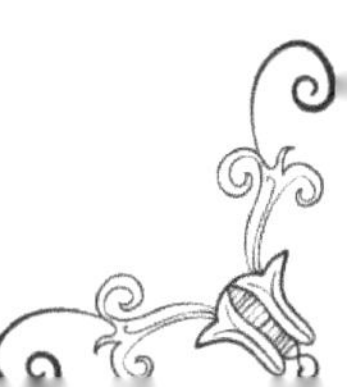

Anleitung:

Die beiden Zutaten werden in einen Mixer gegeben. Hier werden sie zu einer homogenen Masse aufgeschlagen. Nutze dafür die höchste Stufe. Fülle die Creme in einen Tiegel ab. Sollten sich die beiden Zutaten mit der Zeit trennen, kannst du sie einfach mit einem sauberen Löffel erneut verrühren.

Handcreme für beanspruchte Hände

Zutaten:

- 120 ml Aprikosenkernöl

- 2 cm Ingwer

- 1,5 Zimtstangen

- 5 g Carnaubawachs

Anleitung:

Ingwer waschen und in kleine Stücke schneiden. Zusammen mit dem Öl und die Zimtstange in ein Wasserbad geben und für 2 Stunden ziehen lassen. Das Wachs hinzugeben und schmelzen lassen. Alles durch ein Sieb geben und in einen Tiegel füllen. Für 3 Stunden im Kühlschrank ziehen lassen.

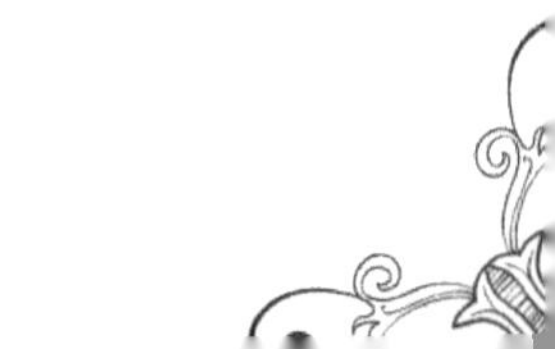

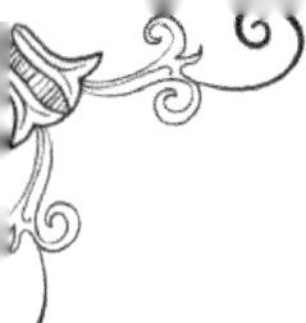

Feste Handcreme

Zutaten:

- 7 g Jojobawachs

- 30 g Kakaobutter

- 3 TL Olivenöl

- 2 Tropfen Lavendelöl

Anleitung:

Erwärme das Jojobawachs und die Kakaobutter in einem Wasserbad, sodass sie sich verflüssigen. Rühre die Masse mit einem Schneebesen so lange bis eine cremige Konsistenz entsteht. Füge das Lavendel hinzu und verrühre noch einmal alles. Fülle die Masse in eine Eiswürfelform und lasse sie aushärten. Anschließend kannst du sie in einem Schraubglas aufbewahren.

Handmassageöl

Zutaten:

- 50 ml Jojobaöl

- 8 Tropfen Orangenöl

- 3 Tropfen Neroliöl

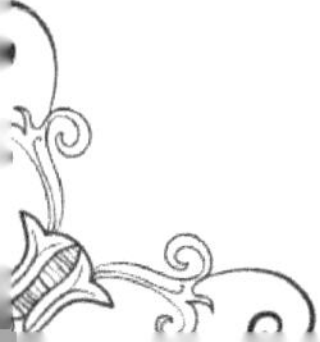

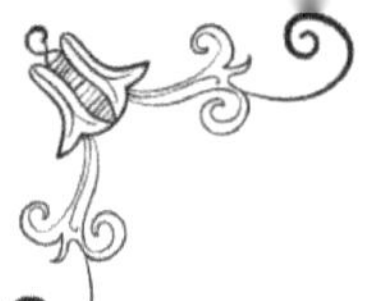
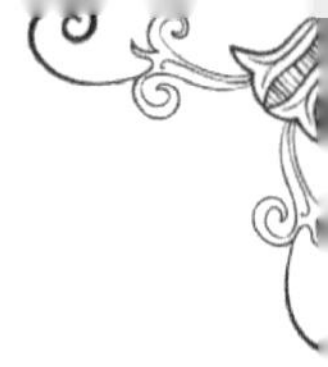

Anleitung:

Vermische alle Zutaten in einer Flasche und schwenke sie so, dass sich alle Zutaten miteinander vermischen. Gib ein paar Tropfen in deine Hände und massiere sie mit dem Öl.

Bananen-Handmaske

Zutaten:

- 1/2 Banane

- etwas Sojamilch

Anleitung:

Zerdrücke in einer Schüssel die Banane mit einer Gabel. Gebe so viel Sojamilch hinzu bis eine cremige Konsistenz entsteht. Trage die Maske auf deine Hände auf und lasse sie für 20 Minuten einwirken.

Tipp: Du kannst dir gerne auch Baumwollhandschuhe überziehen, um die Wirkung zu verstärken.

Peeling-Handmaske mit Avocado

Zutaten:

- 2 EL groben Rohrzucker

- 2 EL Zitronensaft

- 1 Avocado

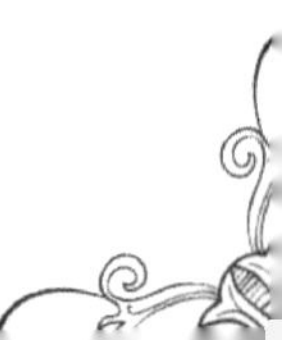

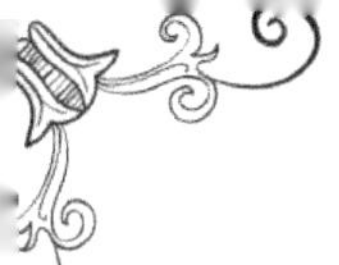

Anleitung:

Schäle die Avocado und püriere sie mit einem Pürierstab. Füge die anderen Zutaten hinzu und vermische sie gründlich. Trage die Maske auf die Hände auf und lasse sie für 10 Minuten einwirken.

Gut zu wissen: Durch den Zucker werden gleichzeitig beim Abwaschen die toten Hautschüppchen entfernt. Das Ergebnis sind seidenweiche Hände!

Mandel-Peeling

Zutaten:

- 1 EL gemahlene Mandeln

- 1 EL Haferflocken

- 1 TL Mandelöl

Anleitung:

In einer Schüssel werden alle Zutaten miteinander vermischt. Reibe deine feuchten Hände mit dem Peeling ein und wasche es anschließend gründlich ab. Durch das Mandelöl werden die Hände zusätzlich gepflegt.

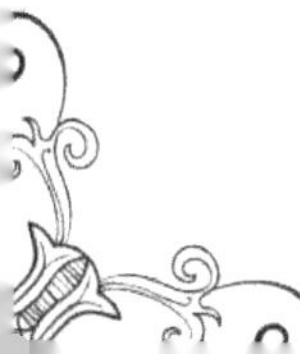
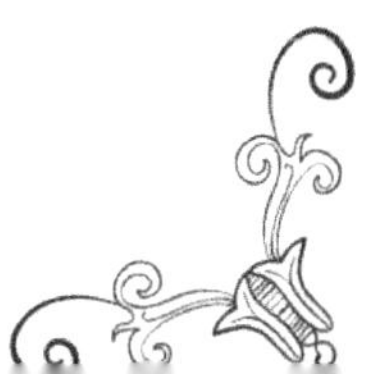

Nägel

Zitronen-Oliven-Nagelcreme

Zutaten:

- 2 TL Sheabutter
- 1/2 TL Olivenöl
- 1/4 TL Zitronensaft

Anleitung:

Vermische alle Zutaten gründlich miteinander und fülle sie anschließend in einen kleinen Tiegel. Massiere deine Nagelhaut regelmäßig mit der Creme, um sie geschmeidig zu halten.

Nagelcreme mit Aloe Vera

Zutaten:

- 1 EL frisches Aloe Vera Gel
- 1 EL Kokosöl

Anleitung:

Vermenge beide Zutaten zu einer homogenen Masse. Reibe deine Nagelhaut regelmäßig mit der Nagelcreme ein. Bewahre die Creme in einem kleinen Tiegel auf.

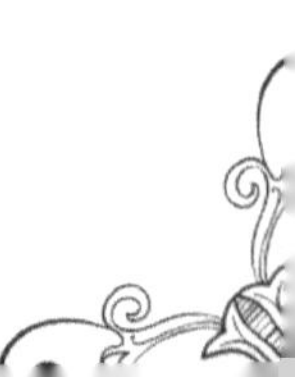

Reichhaltiger Nagelbalsam

Zutaten:

- 15 g Sheabutter
- 2 g Kakaobutter
- 1 g Beerenwachs
- 20 g Olivenöl
- 5 Tropfen Orange
- 1 Tropfen Vitamin E

Anleitung:

Schmelze in einem Wasserbad die Kakaobutter und das Beerenwachs. Gib anschließend die Sheabutter dazu und verrühre die Zutaten miteinander bis die Sheabutter geschmolzen ist. Füge die Öle hinzu, fülle alles in einen Tiegel und lasse die Masse auskühlen.

Nagelöl mit Rizinusöl

Zutaten:

- 17 g Mandelöl
- 15 g Olivenöl
- 10 g Sonnenblumenöl
- 5 g Jojobaöl
- 3 g Rizinusöl

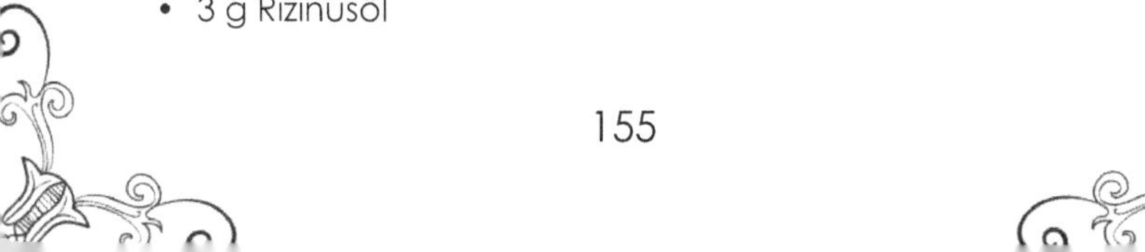

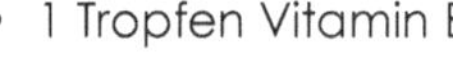

- 1 Tropfen Vitamin E

Anleitung:

Gib alle Zutaten in eine kleine Flasche und vermische sie gründlich. Rühre das Öl dafür entweder mit Stäbchen um oder schwenke die Flasche in sanften Bewegungen.

Nagelöl mit Granatapfel

Zutaten:

- 4 Tropfen Benzoe Siam

- 2 Tropfen Lavendelöl

- 2 Tropfen Rosengeranieöl

- 20 ml Jojobaöl

- 10 ml Granatapfelsamenöl

Anleitung:

Die Zutaten werden in einer Flasche miteinander vermengt. Schwenke die Flasche, damit sich alle Öle gut miteinander verbinden. Massiere das Öl in die Nägel ein.

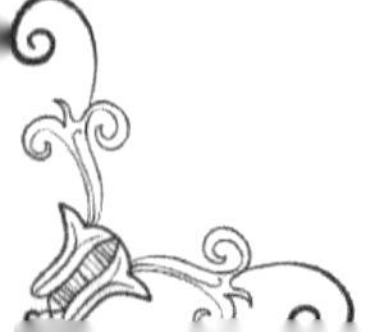
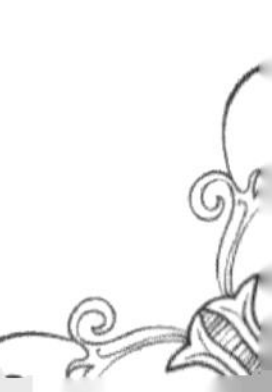

Füße

Reichhaltige Fußbutter

Zutaten:

- 50 g Sheabutter

- 25 g Kokosöl

- 25 g Kakaobutter

Anleitung:

Schmelze das Kokosöl und die Kakaobutter in zwei verschiedenen Wasserbädern. Gib die Sheabutter in eine Schüssel und füge das Kokosöl hinzu. Mit einem Handmixer Schlägst du nun die beiden Zutaten zu einer cremigen Masse. Anschließend wird die Kakaobutter eingerührt. Stetig weiterführen bis die Masse abgekühlt ist und eine dicke Masse entsteht. Fülle die Fußbutter in einen Tiegel.

Fußcreme mit Thymian

Zutaten:

- 40 ml Hamameliswasser

- 40 ml Jojobaöl

- 10 g Sheabutter

- 5 g Kakaobutter

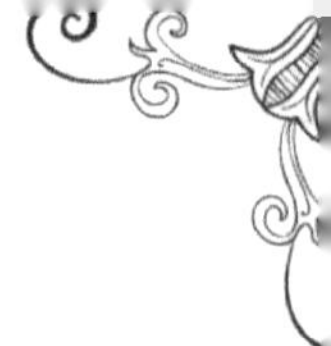

- 5 Tropfen Rosengeranie

- 5 Tropfen Benzoe Siam

- 2 Tropfen Thymianöl

Anleitung:

Jojobaöl, Sheabutter und Kakaobutter werden in einem Wasserbad geschmolzen bis alle Zutaten flüssig sind. Die Temperatur sollte bei konstanten 40°C liegen. Anschließend werden die ätherischen Öle hinzugegeben. Das Hamameliswasser wird ebenfalls auf 40°C erwärmt und in die Masse gegeben. Alles gut verrühren bis eine cremige Masse entsteht. Fülle die Creme in einen sauberen Tiegel und lasse sie aushärten.

Fußpeeling mit Meersalz

Zutaten:

- 1/4 Avocado

- 1 EL Meersalz

- 1 TL Zitronensaft

Anleitung:

Schäle die Avocado und zerdrücke das Fleisch mit einer Gabel. Füge die restlichen Zutaten hinzu und vermische sie gründlich. Trage das Peeling auf die Füße auf und massiere sie ein. Anschließend die Füße gründlich abwaschen und wenn möglich eincremen.

Fußpeeling mit Kaffee

Zutaten:

- 1 EL Kaffeesatz

- 3 EL Olivenöl

Anleitung:

Vermische beide Zutaten gründlich miteinander. Massiere das Peeling gründlich in die Füße ein und wasche sie danach ab. Achte darauf, dass du kalten Kaffeesatz verwendest, um dich nicht zu verbrennen.

Fußmaske mit Papaya

Zutaten:

- 1/4 Avocado

- 1/2 Papaya

- 3 Tropfen Mandelöl

- 2 TL Kokosöl

Anleitung:

Schäle die Avocado und die Papaya. Gib alle Zutaten in ein hohes Gefäß und püriere sie zu einer homogenen Masse. Verteile die Maske auf den Füßen und lasse sie für 30 Minuten einwirken. Anschließend mit Wasser abspülen.

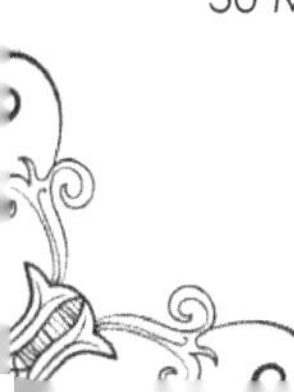

Tipp: Für einen extra Frischekick kannst du die Maske vorher in den Kühlschrank stellen.

Fußbad

Zutaten:

- 3 EL Meersalz

- 2 tropfen Grapefruitöl

- 1 Tropfen Zitronenöl

- 1 Tropfen Orangeöl

Anleitung:

Gebe die ätherischen Öle in ein Glas. Schwenke das Glas hin und her, sodass alle Wände benetzt sind. Nun kannst du das Salz hinzufügen und verrühren. Die Mischung wird anschließend in das Wasser für das Fußbad gegeben.

Fußbad zur Durchblutung

Zutaten:

- 4 cm Ingwer

- 500 ml Wasser

Anleitung:

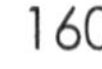

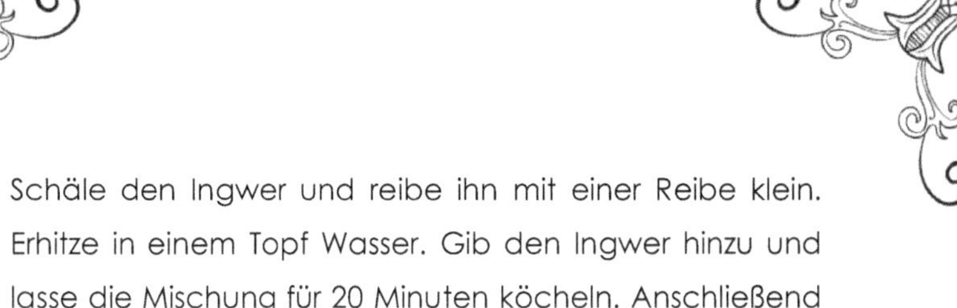

Schäle den Ingwer und reibe ihn mit einer Reibe klein. Erhitze in einem Topf Wasser. Gib den Ingwer hinzu und lasse die Mischung für 20 Minuten köcheln. Anschließend wird der Sud über ein Sieb abgegossen und dem Fußbad hinzugefügt.

Gut zu wissen: Ingwer wirkt nicht nur entzündungshemmend, sondern regt auch die Durchblutung an. Auch bei geschwollenen Füßen kannst du ein wohltuendes Ingwer-Fußbad nehmen.

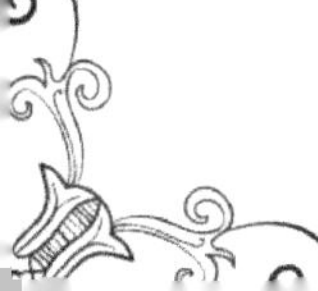

Bart und Rasur

Bartpflege

Bartöl mit Patchouli

Zutaten:

- 15 ml Jojobaöl

- 10 ml Avocadoöl

- 5 ml Squalan

- 2 Tropfen Ylang Ylang

- 1 Tropfen Zedernholz

Anleitung:

Vermenge alle Zutaten in einer kleinen Flasche. Die ätherischen Öle geben dem Bartöl eine sehr herbe Note.

Bartöl mit Lemongras

Zutaten:

- 10 ml Traubenkernöl

- 10 ml Mandelöl

- 10 ml Aprikosenkernöl

- 2 Tropfen Lemongras

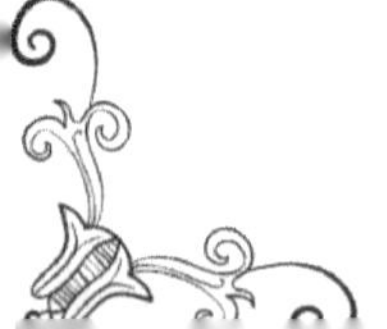

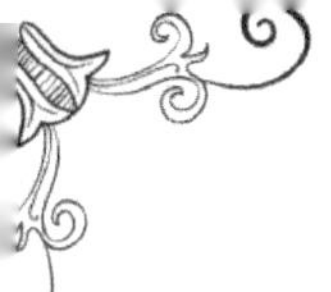

- 2 Tropfen Grapefruit

- 2 Tropfen Zitrone

- 1 Tropfen Pfefferminz.

Anleitung:

Alle Zutaten werden miteinander vermengt und in eine kleine Flasche abgefüllt. Hierbei handelt es sich um ein Bartöl mit frischem Duft.

Bartöl mit Hanföl

Zutaten:

- 5 ml Macadamianussöl

- 5 ml Jojobaöl

- 5 ml Hanföl

- 5 ml Avocadoöl

Anleitung:

Die Zutaten werden gut miteinander vermischt und in eine saubere Flasche abgefüllt.

Tipp: Dieses Bartöl eignet sich hervorragend für Allergiker, da es vollkommen ohne ätherische Öle auskommt.

Bartöl mit Orange

Zutaten:

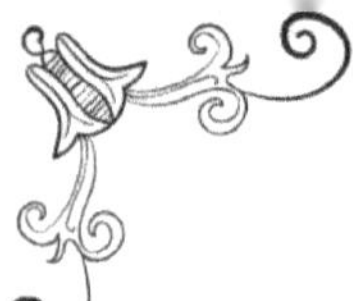

- 10 ml Jojobaöl

- 15 ml Mandelöl

- 5 Tropfen Pfefferminzöl

- 2 Tropfen Orangenöl

- 2 Tropfen Teebaumöl

Anleitung:

Alle Zutaten solltest du gründlich miteinander vermischen und in eine kleine Flasche abfüllen. Dies ist ein sehr frischer Duft mit einer leicht fruchtigen Note.

Bartöl mit Vanille

Zutaten:

- 21 ml Traubenkernöl

- 9 ml Kokosöl (fraktioniert)

- 4 Tropfen Orangenöl

- 5 Tropfen Vanilleöl

Anleitung:

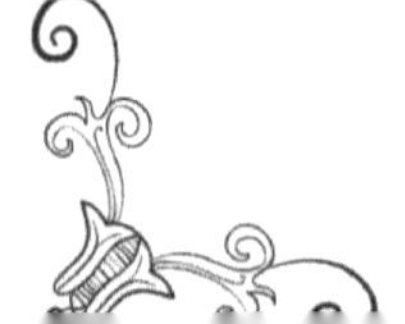

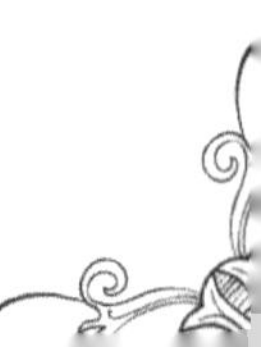

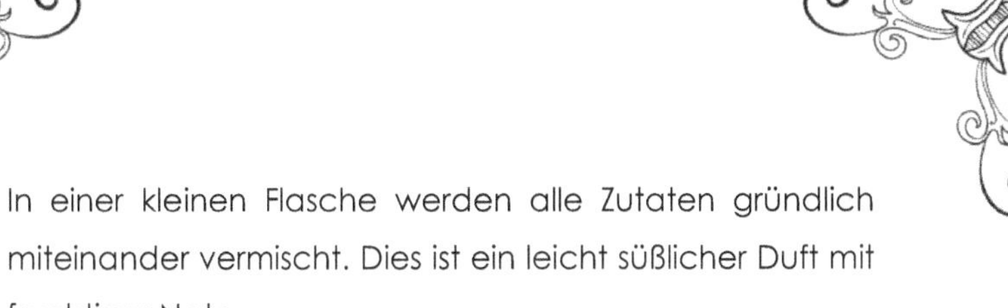

In einer kleinen Flasche werden alle Zutaten gründlich miteinander vermischt. Dies ist ein leicht süßlicher Duft mit fruchtiger Note.

Bartshampoo mit Teebaumöl

Zutaten:

- 1/4 Becher destilliertes Wasser

- 1/4 Becher flüssige Kernseife

- 2 TL Jojobaöl

- 1/8 TL Pfefferminzöl

- 1/8 TL Teebaumöl

Anleitung:

Vermische alle Zutaten in einer Schüssel miteinander. Alternativ kannst du auch direkt mehr Bartshampoo herstellen und dieses in eine saubere Flasche abfüllen.

Bartshampoo mit Tee

Zutaten:

- 3 l frischer Kräutertee

- 1/2 Tasse Kaisernatron

- 1/4 Becher Kernseife

- 3 TL veganes Geliermittel (z. B. Pektin)

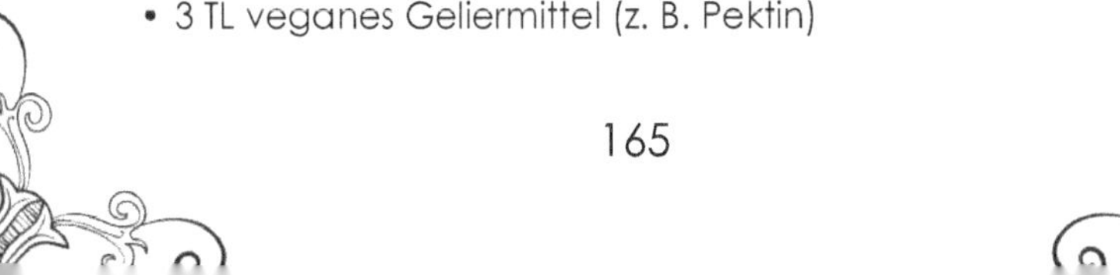

Anleitung:

Brühe den Kräutertee frisch auf und lasse ihn abkühlen. Anschließend kannst du die restlichen Zutaten hinzufügen und alles gut miteinander vermischen.

Rasur & Haarentfernung

Rasieröl gegen gereizte Haut

Zutaten:

- 10 ml Mandelöl

- 15 ml Rizinusöl

- 5 ml Jojobaöl

- 10 ml Avocadoöl

Anleitung:

Vermische alle Öle gründlich miteinander und fülle sie in eine kleine Flasche ab. Anschließend solltest du das Öl für 12 Stunden ruhen lassen.

Rasieröl gegen trockene Haut

Zutaten:

- 20 ml Avocadoöl

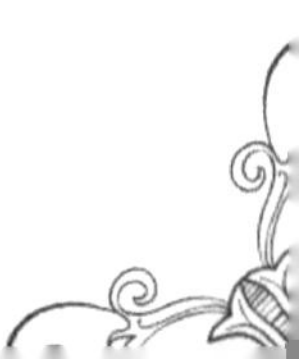

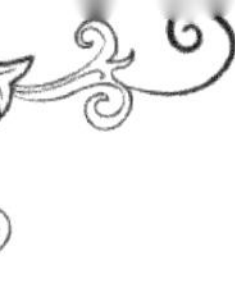

- 10 ml Jojobaöl

Anleitung:

Alle Zutaten solltest du gut miteinander vermischen und in eine kleine Flasche füllen. Lass das Öl für 12 Stunden ruhen, damit sich alles setzen kann.

Rasieröl gegen beanspruchte Haut

Zutaten:

- 5 ml Rosenöl

- 10 ml Weizenkeimöl

- 10 ml Avocadoöl

- 10 ml Mandelöl

- 10 ml Jojobaöl

- 5 Tropfen Teebaumöl

Anleitung:

Alle Zutaten werden miteinander gemischt und in eine Flasche abgefüllt. Über Nacht sollte das Öl ruhen.

Tipp: Teebaumöl kann schnell reizend wirken. Wenn du zuvor noch nie Teebaumöl verwendet hast, solltest du dich an die richtige Menge langsam herantasten.

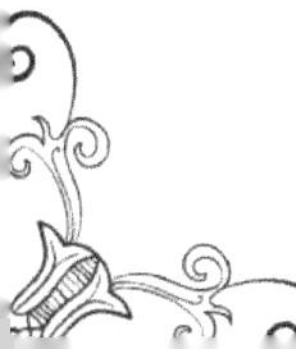
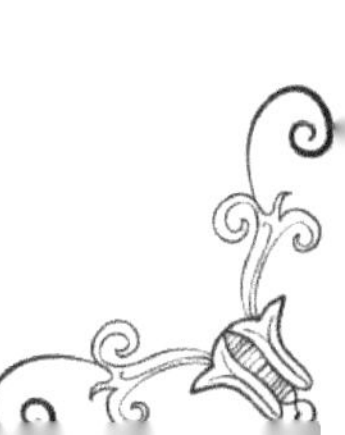

Rasieröl gegen große Poren

Zutaten:

- 20 ml Jojobaöl

- 10 ml Orangenöl

- 5 Tropfen Zitronenöl

Anleitung:

Vermenge alle Zutaten in einer sauberen Flasche und lasse das Öl für einen Tag ruhen.

Gut zu wissen: Orangen- und Zitronenöl wirken adstringierend, sodass sich die Poren zusammen ziehen.

Rasieröl gegen beanspruchte Haut

Zutaten:

- 5 ml Rosenöl

- 10 ml Weizenkeimöl

- 10 ml Avocadoöl

- 10 ml Mandelöl

- 10 ml Jojobaöl

- 5 Tropfen Teebaumöl

Anleitung:

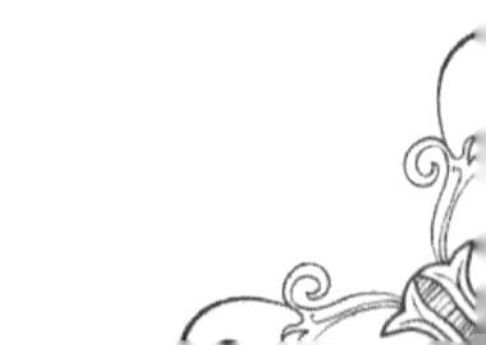

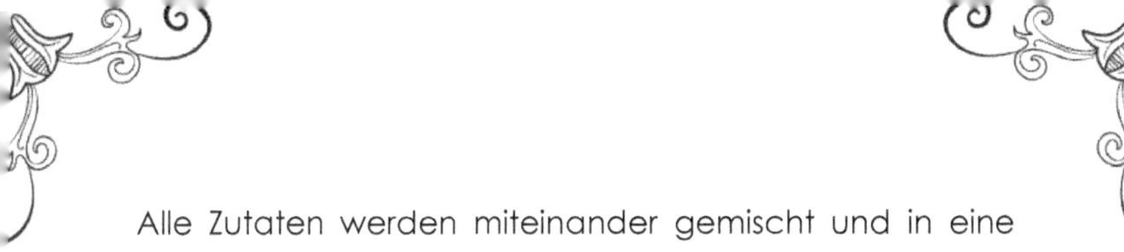

Alle Zutaten werden miteinander gemischt und in eine Flasche abgefüllt. Über Nacht sollte das Öl ruhen.

DIY-Rasiercreme

Zutaten:

- 50 g Kokosöl

- 50 g Sheabutter

- 35 g Olivenöl

- 1 EL Bio-Flüssigseife

Anleitung:

Schmelze die Sheabutter und das Kokosöl in einem kleinen Topf. Sobald sich die Zutaten verflüssigt haben, werden sie in einen sauberen Tiegel gegeben und mit den restlichen Zutaten vermengt. Zum Auskühlen sollte der Tiegel für einige Stunden im Kühlschrank gekühlt werden.

Gut zu wissen: Die Rasiercreme ist bei Raumtemperatur fest. Sobald du sie zwischen deinen Finger verreibst, verflüssigt sie sich wieder.

Rasiercreme mit kühlender Aloe-Vera

Zutaten:

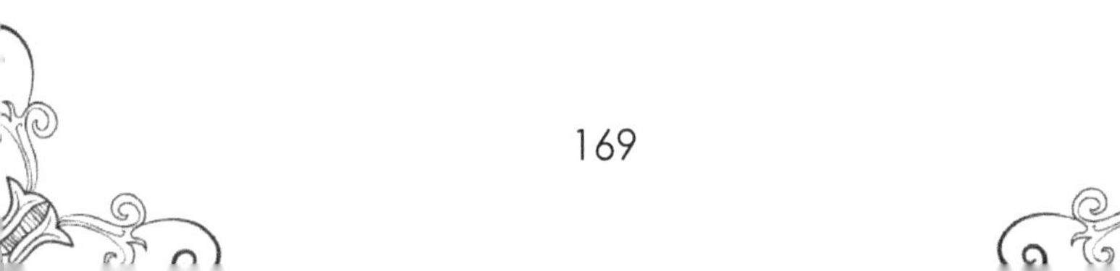

- 1 Tasse Sheabutter

- 1 Tasse Kokosöl

- 2 EL Aloe Vera Gel

Anleitung:

Kokosöl und Sheabutter werden bei niedriger Temperatur geschmolzen. Sie sollten dabei eine weiche Konsistenz bekommen und sich nicht verflüssigen. Das Aloe Vera Gel entnimmst du aus einer frischen Pflanze und verflüssigst es über einem Wasserbad.

Kokosöl und Sheabutter werden anschließend mit einem Mixer aufgeschlagen. Das Aloe Vera Gel wird ebenfalls hinzugegeben. Rühre solange weiter bis sich die Zutaten wieder verfestigen und fülle sie in ein saubere Schraubglas um.

Zuckerpaste für Haarentfernung

Zutaten:

- 500 g Zucker

- 100 g Zitronensaft

Anleitung:

Beide Zutaten werden in einem großen Topf miteinander vermengt und erhitzt. Der Zucker sollte sich komplett auflösen. Die Masse sollte für rund 1 Stunde bei niedriger Temperatur köcheln. Dabei stetig rühren. Die Zuckerpaste

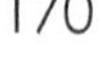

ist fertig, wenn sie eine goldgelbe Farbe hat und bei Raumtemperatur zäh und ziehbar wird. Fülle die Zuckerpaste in ein saubere Glas.

Tipp: Achte darauf, dass die Zuckerpaste nicht zu heiß köchelt. Im schlimmsten Fall kann die Paste spritzen und schlimme Verbrennungen verursachen.

Haarentfernungswachs

Zutaten:

- 2 EL Honig

- 1/2 Glas Wasser

- 1 Handvoll Zucker

- etwas Zitronensaft

Anleitung:

Vermenge alle Zutaten in einem Topf. Anschließend sollte die Masse so lange köcheln bis sie sich verfestigt und goldbraun wird. Vor der Verwendung sollte das Wachs abkühlen bis es lauwarm ist. Am besten ist die Verwendung in Kombination mit Baumwollstreifen.

Tipp: Du kannst das Wachs mehrfach verwenden. Lagere das übrige Wachs einfach im Kühlschrank. Bei Bedarf kannst du es über einem Wasserbad wieder erwärmen.

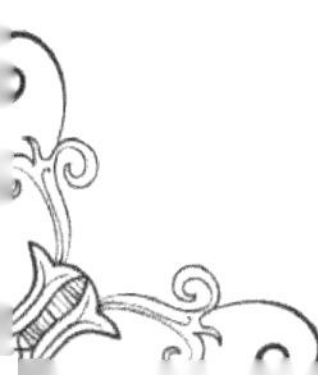
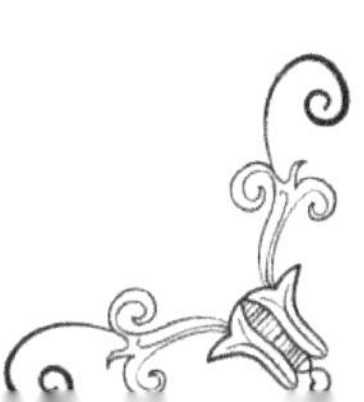

Rasierseife

Zutaten:

- 200 g Kokosöl
- 160 g Reiskeimöl
- 150 g Tucumaöl
- 100 g Babassuöl
- 100 g Olivenöl
- 100 g Rapsöl
- 100 g Sojaöl
- 90 g Rizinusöl
- 136 g Natriumhydroxid
- 330 g destilliertes Wasser
- 6 EL Tonerde (weiß)
- 20 ml Manske-ICE

Anleitung:

Lauge in Wasser anrühren. Feste Fette in einem Wasserbad verflüssigen und etwas abkühlen lassen. Alles durch ein Sieb geben und pürieren. Tonerde und Duft unterrühren. In eine Form geben und für 1-2 Tage aushärten lassen.

Rasierschaum

Zutaten:

- 60 g flüssige Kastilienseife
- 30 ml Leitungswasser

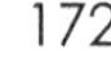

- 30 g Aloe Vera Gel

- 20 g Glycerin

- 5 g Mandelöl

- 5 Tropfen Teebaumöl

Anleitung:

Um die Schaumkonsistenz zu erhalten, werden alle Zutaten in einen Schaumspender gefüllt. Beginne mit der Seife. Als Nächstes werden das Aloe Vera Gel und Wasser eingefüllt. Zu guter Letzt fügst du das Glycerin, Mandelöl und Teebaumöl hinzu. Verrühre alle Zutaten gründlich miteinander.

Tipp: Vor jeder Anwendung solltest du die Flasche gut schütteln, da sich die Zutaten mit der Zeit trennen können.

After Shave

Zutaten:

- 100 ml Hamameliswasser

- 6 Tropfen Patchouliöl

- 10 Tropfen Zedernöl

Anleitung:

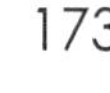

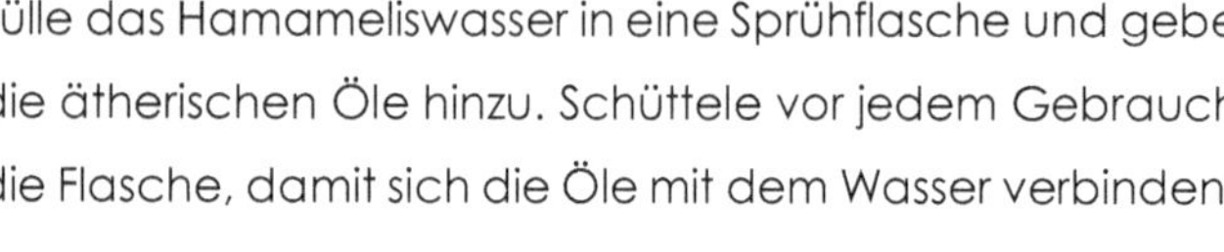

Fülle das Hamameliswasser in eine Sprühflasche und gebe
die ätherischen Öle hinzu. Schüttele vor jedem Gebrauch
die Flasche, damit sich die Öle mit dem Wasser verbinden.

Düfte & Ätherische Öle

Ätherische Öle

Erkältungsöl

Zutaten:

- 25 ml Mandelöl

- 3 Tropfen Lavendelöl

- 2 Tropfen Latschenkieferöl

- 2 Tropfen Thymianöl

Anleitung:

Gebe das Mandelöl in eine kleine Schüssel und füge nach und nach die ätherischen Öle hinzu. Die Öle werden anschließend in eine kleine Flasche umgefüllt. Massiere das Öl bei Erkältungen im Brustbereich ein.

Sinnliches Massageöl

Zutaten:

- 2 Tropfen Vetiver Bourbon Öl

- 8 Tropfen Blutorangenöl

- 50 ml Jojobaöl

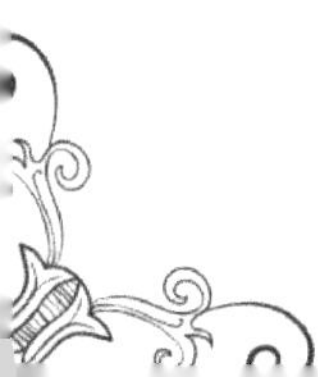

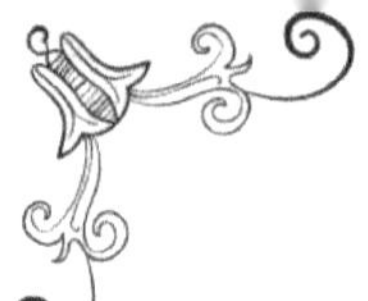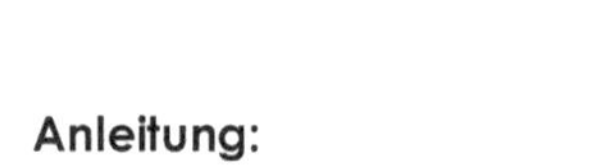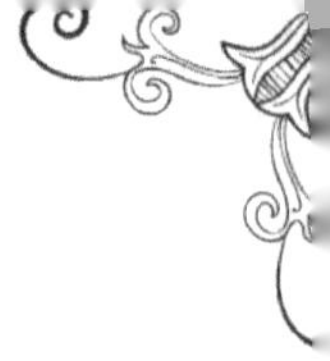

Anleitung:

Gebe das Jojobaöl in eine saubere Flasche und füge nach und nach die ätherischen Öle hinzu. Durch den sinnlichen Duft eignet sich das Öl besonders gut für romantische Paarmassagen.

Detox Massageöl

Zutaten:

- 10 Tropfen Orangenöl
- 5 Tropfen Ingweröl
- 5 Tropfen Zitronenöl
- 50 ml Jojobaöl

Anleitung:

Gebe alle Zutaten in eine Flasche. Schwenke die Flasche hin und her damit sich die Zutaten miteinander vermischen. Kann am Körper aufgetragen werden. Durch die Zitrusöle wirkt das Massageöl anregend auf den Körper.

Weibliches Zyklusöl

Zutaten:

- 50 ml Hanfsamenöl
- 5 Tropfen Zypressenöl

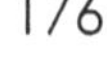

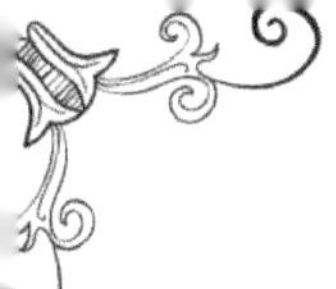
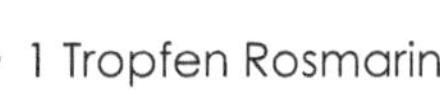

- 1 Tropfen Rosmarin

Anleitung:

Mische die ätherischen Öle mit dem Hanfsamenöl. Anschließend solltest du die Flasche schwenken, um die Öle zu vermischen. Für die beste Wirkung solltest du das Öl auf den Unterbauch auftragen und in kreisenden Bewegungen einmassieren.

Öl gegen Bauchschmerzen

Zutaten:

- 50 ml Mandelöl

- 1 Tropfen Fichtennadelnöl

- 1 Tropfen Wacholderbeerenöl

Anleitung:

Vermenge alle Zutaten in einer sauberen Flaschen miteinander. Schwenke die Flasche anschließend ein wenig, um die Öle zu mischen. Trage das Öl bei Schmerzen auf den Bauch auf und massiere es im Uhrzeigersinn ein. Das Öl ist auch bei Blähungen sehr wohltuend.

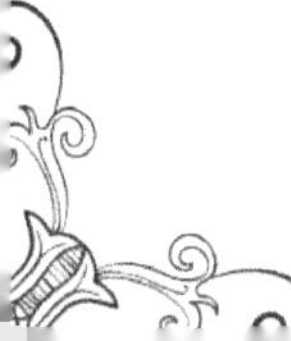
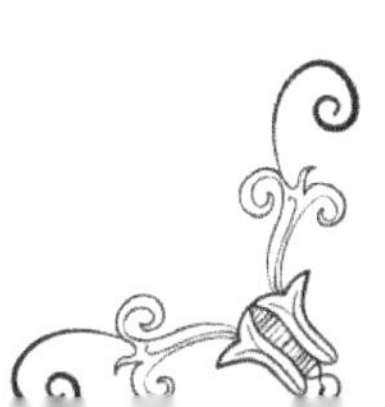

Mückenöl

Zutaten:

- 50 ml Kokosöl

- 3 Tropfen Teebaumöl

Anleitung:

Gebe das Kokosöl in eine Schüssel und erhitze es über einem Wasserbad. Nun kannst du das ätherische Öl hinzufügen und gut mit dem Kokosöl mischen. Fülle das Öl in einen Tiegel. Das Öl bietet einen guten Schutz gegen Mücken. Bei Bedarf sollte das Öl mehrmals am Tag aufgetragen werden.

Nasenbalsam

Zutaten:

- 45 g Sheabutter

- 5 g Kokosöl

- 10 ml Jojobaöl

- 6 Tropfen Cajeputöl

- 4 Tropfen Fichtennadelnöl

- 2 Tropfen Ravintsaraöl

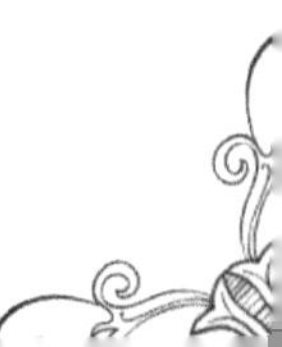

Anleitung:

Sheabutter und Kokosöl werden über einem Wasserbad geschmolzen bis beide Öle flüssig sind. Kurz auskühlen lassen. Anschließend werden die restlichen Zutaten hinzugefügt und alle gründlich miteinander verrührt. Bei Erkältungen kann die Salbe unter der Nase aufgetragen werden. Er pflegt nicht nur die gereizte Haut, sondern öffnet auch die Nase.

Parfum

Wäscheparfum

Zutaten:

- 10 Tropfen Lavendelöl

- 10 Tropfen Lemongrasöl

- 1 TL Salz

- 50 ml Wasser

Anleitung:

Gib die ätherischen Öle in eine Sprühflasche und füge das Salz hinzu. Danach wird alles mit dem Wasser aufgefüllt. Schwenke die Flasche hin und her, sodass sich alle Zutaten miteinander vermischen können und sich das Salz auflöst. Das Wäscheparfum wird nach dem Waschen auf die frische Wäsche gesprüht.

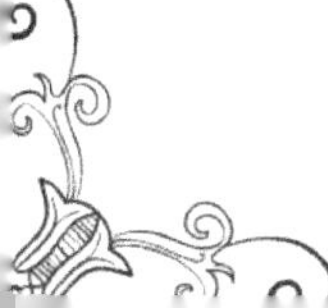

Frühlingsparfum

Zutaten:

- 30 Tropfen Orangeöl

- 20 Tropfen Narzissenöl

- 20 Tropfen Neroliöl

- 10 tropfen Rosenöl

- 20 ml Ethanol

Anleitung:

Mische alle Zutaten in einer Parfumflasche zusammen. Schwenke die Zutaten, damit sie sich gründlich miteinander vermischen. Nach 2 Wochen ist das Parfum ausgereift. Während 2 Wochen täglich hin und her schwenken.

Sinnliches Parfum

Zutaten:

- 30 Tropfen Irisöl

- 10 tropfen Rosenöl

- 10 Tropfen Jasminöl

- 20 Tropfen Patchouliöl

- 3 Tropfen Ylang Ylang Öl

- 20 ml Ethanol

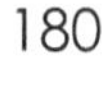

Anleitung:

Gebe die Öle und das Ethanol in eine Parfumflasche und schwenke sie hin und her, damit sich alle Zutaten verbinden können. Nach 2 Wochen ist das Parfum ausgereift. Während 2 Wochen täglich hin und her schwenken.

Blumiges Parfum

Zutaten:

- 20 Tropfen Jasminöl

- 10 Tropfen Patchouliöl

- 10 tropfen Lavendelöl

- 10 Tropfen Rosenöl

- 20 ml Ethanol

Anleitung:

Die ätherischen Öle werden in eine Parfumflasche gegeben. Die Flasche gut schwenken, um die Öle miteinander zu verbinden. Nach 2 Wochen ist das Parfum ausgereift. Während 2 Wochen täglich hin und her schwenken.

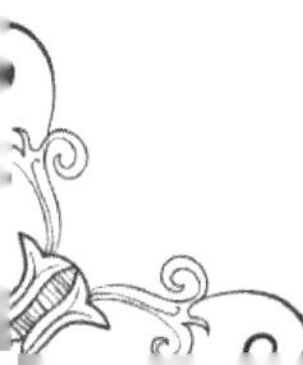

Süßes Parfum

Zutaten:

- 30 Tropfen Vanilleöl
- 15 Tropfen Neroliöl
- 10 Tropfen Rosenöl
- 20 ml Ethanol

Anleitung:

Alle Zutaten werden in einer Parfumflasche miteinander vermischt. Dafür solltest du die Flasche schwenken, damit sich die Öle verbinden. Nach 2 Wochen ist das Parfum ausgereift. Während 2 Wochen täglich hin und her schwenken.

Sommerliches Parfum

Zutaten:

- 3 Tropfen Zitronenöl
- 3 Tropfen Orangenöl
- 10 Tropfen Sandelholzöl
- 10 Tropfen Jasminöl
- 2 Tropfen Nelkenöl
- 10 Tropfen Rosenöl
- 10 ml Ethanol

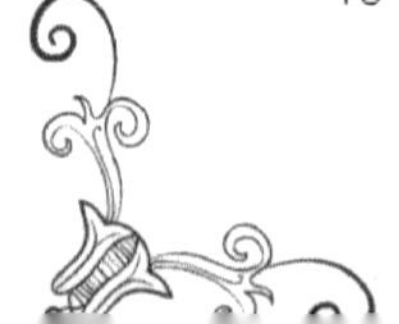
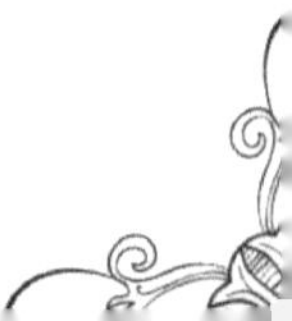

Anleitung:

Gebe alle Zutaten in eine Parfumflasche und schwenke anschließend die Flasche, um die Zutaten miteinander zu vermischen. Nach 2 Wochen ist das Parfum ausgereift. Während 2 Wochen täglich hin und her schwenken.

Frisches Parfum

Zutaten:

- 5 Tropfen Minzöl

- 10 tropfen Bergamotte

- 20 Tropfen Sandelholz

- 10 ml Ethanol

Anleitung:

Die Zutaten werden alle miteinander in eine Parfumflasche gegeben und durch gründliches Schwenken miteinander verbunden. Nach 2 Wochen ist das Parfum ausgereift. Während 2 Wochen täglich hin und her schwenken.

Rauchiges Parfum

Zutaten:

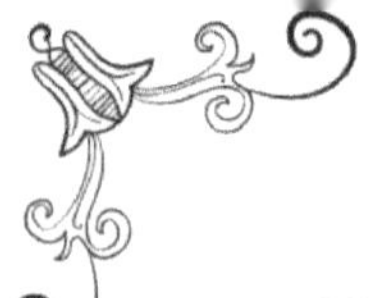

- 15 Tropfen Weihrauch

- 10 Tropfen Kamillenöl

- 5 Tropfen Zitrone

- 10 ml Ethanol

Anleitung:

Die Zutaten in eine Sprühflasche geben. Anschließen die Flasche schwenken und die einzelnen Zutaten so miteinander mischen. Nach 2 Wochen ist das Parfum ausgereift. Während 2 Wochen täglich hin und her schwenken.

Parfum mit Lavendel

Zutaten:

- 10 Tropfen Lavendelöl

- 10 Tropfen Zitronenöl

- 10 Tropfen Vanilleöl

- 10 ml Ethanol

Anleitung:

Gebe die ätherischen Öle in eine kleine Sprühflaschen. Schwenke die Sprühflasche ein paar Mal hin und her, damit sich die Öle mischen. Nach 2 Wochen ist das Parfum ausgereift. Während 2 Wochen täglich hin und her schwenken.

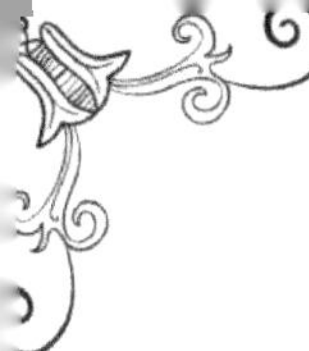

Holzig-herbes Parfum

Zutaten:

- 10 Tropfen Sandelholzöl
- 5 Tropfen Fliederöl
- 5 Tropfen Rosenöl
- 10 ml Ethanol

Anleitung:

Die Zutaten werden in eine Sprühflasche geben und leicht hin und her geschwenkt, um eine Verbindung zwischen den Ölen herzustellen.

Zitrus Parfum

Zutaten:

- 20 Tropfen Zitronenöl
- 10 Tropfen Lavendelöl
- 5 Tropfen Bergamotte-Öl
- 10 ml Ethanol

Anleitung:

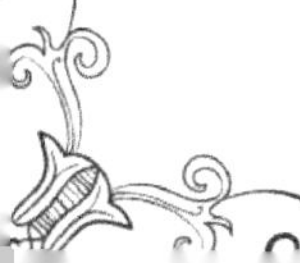

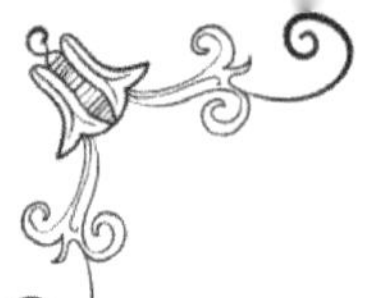

In einer Parfumflasche werden alle Zutaten miteinander gemischt. Für eine bessere Verbindung solltest du die Flasche ein wenig schwenken.

Würziges Parfum

Zutaten:

- 4 Tropfen Benzoe Siam
- 10 Tropfen Korianderöl
- 15 Tropfen Grapefruitöl
- 10 ml Ethanol

Anleitung:

Gebe alle Zutaten nach und nach in eine Parfumflasche. Anschließend die Parfumflasche leicht schwanken, damit das Parfum seinen Charakter entfalten kann.

Spritziges Parfum auf Ölbasis

Zutaten:

- 6 Tropfen Ambraöl
- 15 Tropfen Limettenöl
- 9 Tropfen Geraniumöl
- 5 Tropfen Avocadoöl
- 15 ml Ethanol

Anleitung:

Mische alle Zutaten in einer kleinen Parfumflasche. Rühre die Zutaten entweder mit einem Stäbchen um oder schwenke die Flasche ein bisschen, damit sich eine Verbindung herstellt.

Parfumbalsam

Zutaten:

- 5 g Jojobawachs
- 20 g Sheabutter
- 10 g Kakaobutter
- 4 g ätherisches Öl nach Wahl

Anleitung:

Gebe das Jojobawachs, sowie die Sheabutter und Kakaobutter in eine Schüssel und erhitze sie über einem Wasserbad bis sie geschmolzen sind. Kurz auskühlen lassen. Nun kannst du ein ätherisches Öl nach deiner Wahl in den Balsam geben. Fülle ihn in eine kleine Dose und lasse ihn im Kühlschrank aushärten.

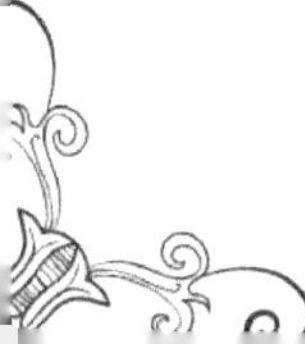

Raumdüfte

Duftsäckchen

Zutaten:

- Säckchen aus Jute

- getrocknete Blüten- oder Kräutermischung

Anleitung:

Gebe die Blüten oder Kräuter in das Säckchen. Es sollte dabei bis maximal 3/4 gefüllt werden. Verschließe das Säckchen anschließend. Für einen intensiveren Duft kannst du die Mischung etwas zerreiben, um das Aroma zu aktivieren. Hänge das Duftsäckchen entweder in den Raum oder lege es in den Kleiderschrank.

Tipp: Achte darauf, dass das Säckchen ausreichend luftdurchlässig ist, damit sich der Duft im Raum verteilen kann.

Frisches Zitronen Raumspray

Zutaten:

- 2 Zitronen

- 500 ml weißer Essig

Anleitung:

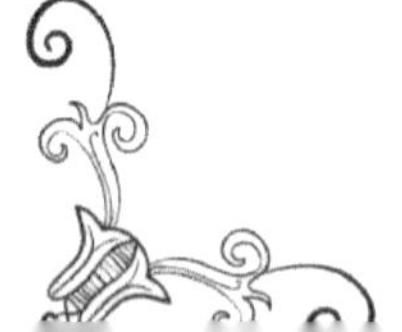

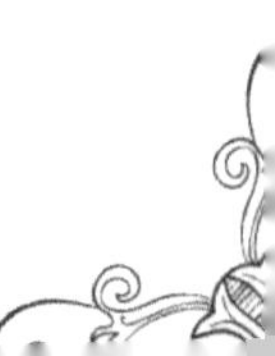

Wasche die Zitronen und presse sie aus. Verwertet werden nur die Schalen. Die Schalen werden in ein großes Gefäß gegeben. Anschließend werden sie mit dem Essig übergossen. Verschließe das Gefäß luftdicht. Die Mischung sollte für rund 2 bis 3 Wochen ruhen. Achte darauf, dass die Zitronenschalen stets bedeckt sind. Anschließend kannst du den Essig in eine Sprühflasche füllen und bei Bedarf im Raum verteilen.

Lufterfrischer aus Natron

Zutaten:

- 100 g Natron

- getrocknete Blüten- oder Kräutermischung

oder

- 5 Tropfen ätherisches Öl nach Wahl

Anleitung:

Fülle das Natron in ein kleines Schraubglas. Das Natron sollte dabei knapp die Hälfte des Glases ausfüllen. Nun kannst du entweder die Blüten oder Kräuter hinzufügen und mit dem Natron vermischen. Alternativ kannst du auch ein ätherisches Öl verwenden. Damit sich der Duft im Raum verteilen kann, werden kleine Löcher in den Deckel gebohrt. Nutze hierfür am besten eine Sicherheitsnadel.

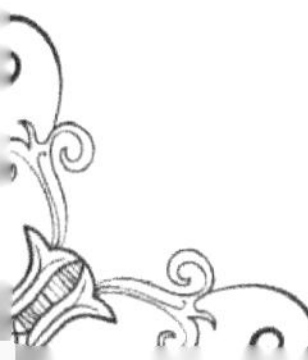
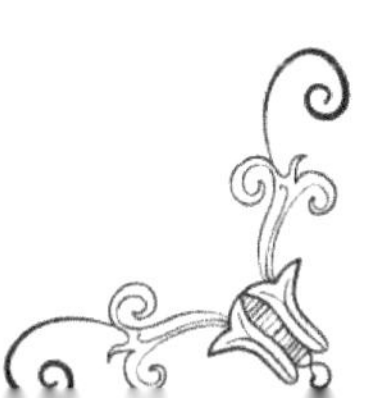

Diffusor für Konzentration

Zutaten:

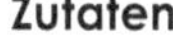

- 5 Tropfen Zitrone

- 2 Tropfen Lemongras

- 1 Tropfen Rosmarin

- 100 ml Rapsöl

- 5 Bambusstäbchen

Anleitung:

Gebe alle Zutaten in eine offene Flasche oder ein offenes Glas. Verrühre die Zutaten gründlich miteinander. Zum Abschluss stellst du die Bambusstäbchen in die Flasche. Diese saugen sich mit der Zeit mit dem Öl voll und verteilen den Duft im Raum.

Tipp: Die ätherischen Öle können auch ohne Rapsöl und ohne Bambusstäbchen vermischt werden. Danach können sie in einen Vernebler/Diffusor gegeben werden.

Diffusor für Entspannung

Zutaten:

- 5 Tropfen Lavendelöl

- 3 Tropfen Anisöl

- 100 ml Rapsöl

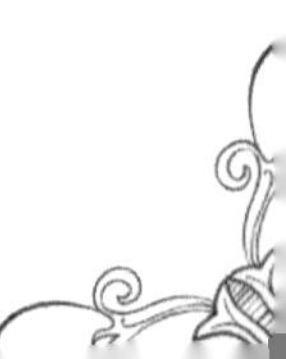

- 5 Bambusstäbchen

Anleitung:

Alle Zutaten werden in ein offenes Glas oder in eine offene Flasche gegeben. Die Bambusstäbchen kannst du zum Vermischen nutzen. Stelle die Stäbchen in das Glas. Nach einigen Tagen sollten sie den Duft aufgesogen haben und an den Raum abgeben können.

Diffusor gegen Erkältung

Zutaten:

- 5 Tropfen Oreganoöl

- 3 Tropfen Zitroneöl

- 3 Tropfen Thymianöl

- 100 ml Rapsöl

- 5 Bambusstäbchen

Anleitung:

Fülle alle Zutaten in eine offene Flasche und vermische sie gründlich. Stelle die Stäbchen in die Mischung, wo sie sich mit den Ölen vollsaugen können.

Tipp: Stelle den Diffusor bei Erkältungen neben deinen Nachttisch, um von den positiven Eigenschaften der Öle zu profitieren.

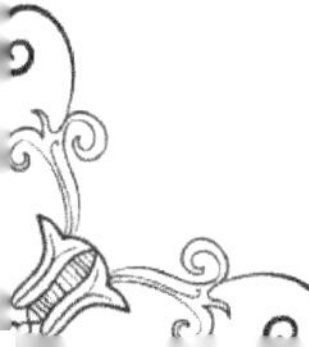

Diffusor für Weihnachtsstimmung

Zutaten:

- 5 Tropfen Orangenöl

- 3 Tropfen Zimtöl

- 2 Tropfen Nelkenöl

- 2 Tropfen Vanilleöl

- 120 ml Rapsöl

- 5 Bambusstäbchen

Anleitung:

Fülle die Zutaten in ein offenes Glas oder in eine offene Flasche. Vermische die Zutaten mithilfe eines Bambusstäbchens. Stelle die Stäbchen anschließend in die Flasche. Nach und nach saugen sie sich mit den Ölen voll und beduften den Raum.

Lavendel Kissenspray

Zutaten:

- 75 Tropfen Lavendelöl

- 25 ml Vodka

- 200 ml destilliertes Wasser

Anleitung:

Fülle alle Zutaten in eine große Sprühflasche. Alternativ kannst du die Mischung auch in mehrere kleine Sprühfläschen füllen. Schwenke die Flasche in bisschen hin und her, damit sich die Öle vermischen.

Tipp: Sprühe das Spray vor dem Schlafen gehen auf dein Kopfkissen. Der Lavendel trägt zur Entspannung bei und lässt dich schneller in den Schlaf gleiten.

Kissenspray mit Vanille

Zutaten:

- 80 g destilliertes Wasser

- 40 g Vodka

- 17 Tropfen Vanilleöl

- 10 Tropfen Benzoe

- 3 Tropfen Lavendelöl

Anleitung:

Gebe die Zutaten in eine Sprühflasche. Damit sich die Zutaten besser miteinander vermischen, solltest du die Flasche in bisschen schwenken. Sprühe das Spray entweder vor dem Schlafen gehen oder zwischendurch zum Auffrischen auf dein Kopfkissen.

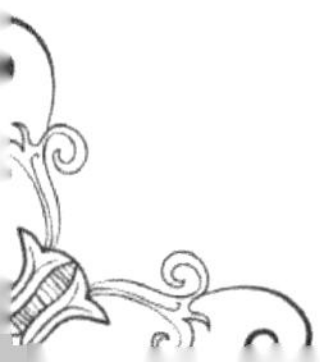

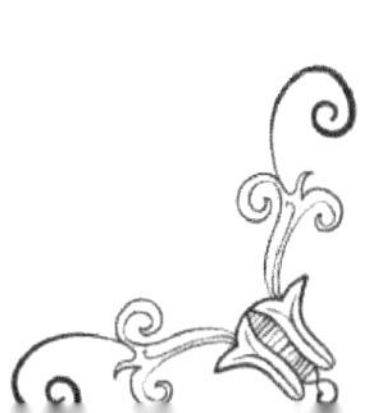

Sonnenschutz

Sonnencreme

Natürliche Sonnencreme

Zutaten:

- 30 g Kokosöl

- 24 g Sheabutter

- 3 g Jojobaöl

- 3 g Vitamin E Öl

- 30 Tropfen Lavendelöl

- 15 % Zinkoxidpulver (LSF, Lichtschutzfaktor 12 – 19)

Anleitung:

Erhitze Kokosöl, Sheabutter und Jojobaöl über einem Wasserbad. Etwas auskühlen lassen. Anschließend werden Zinkoxid, Vitamin E und Lavendel eingerührt und alles miteinander vermischt. Fülle die Creme in einen sauberen Tiegel.

Tipp: Zum Abmessen des Zinkoxids solltest du eine Staubmaske tragen, um es nicht einzuatmen. Zinkoxid enthält die eine sonnenschützende Eigenschaft.

Leichtes Sonnenöl

Zutaten:

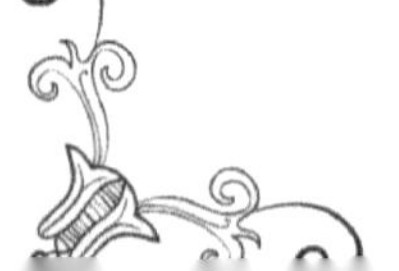

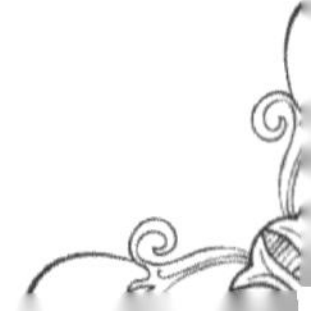

- 50 g Kakaobutter

- 50 g Kokosöl

- 80 g Sesamöl

- 20 g Himbeeröl

- 20 TL Karottensamenöl (LSF 30 – 40)

- 20 Tropfen Vanilleöl

Anleitung:

Alle Zutaten werden in einem Wasserbad geschmolzen und miteinander vermengt. Anschließend wird es in einen Tiegel abgefüllt. Die Creme sollte im Kühlschrank gelagert werden.

Sonnenöl mit Karanja

Zutaten:

- 30 ml Kokosöl

- 30 ml Karanjaöl

- 5 ml Karottensamenöl

- 30 ml Himbeersamenöl

- 2-3 ml Vitamin E

- 15 Tropfen Rosenöl

Anleitung:

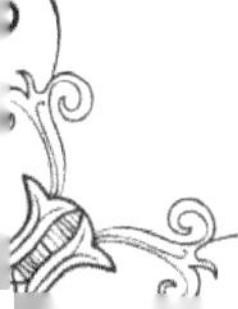

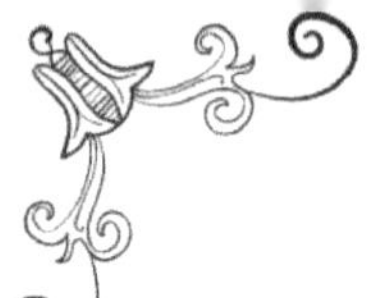

Das Kokosöl wird über einem Wasserbad geschmolzen. Etwas abkühlen lassen. Dann werden die restlichen Zutaten eingerührt und miteinander vermischt. Fülle das Sonnenöl in eine kleine Dose ab und lagere es im Kühlschrank.

Sonnencreme mit Karottenöl

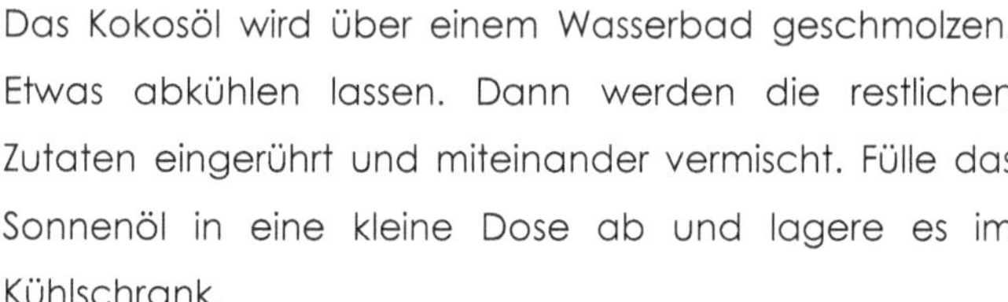

Zutaten:

- 25 g Kokosöl

- 100 g Sesamöl

- 3 EL Karottenöl

- 20 g Zinkoxid

Anleitung:

Die Zutaten werden in einer Schüssel über einem Wasser erhitzt und verflüssigt. Anschließend wird das Zinkoxid untergerührt. Hier sollte darauf geachtet werden, dass das Zinkoxid nicht eingeatmet wird. Im Zweifel sollte eine Maske getragen werden. Die Creme wird in einen Tiegel gefüllt und sollte zum Aushärten in den Kühlschrank gestellt werden.

Cremiger Sonnenschutz

Zutaten:

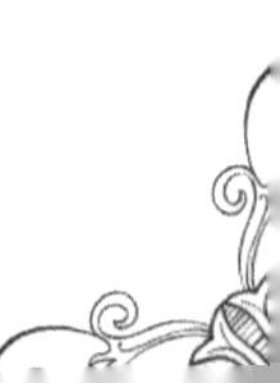

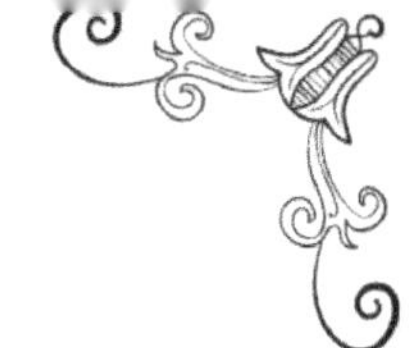

- 50 ml Sheabutter

- 50 ml Kokosöl

- 30 ml Sesamöl

- 10 g Carnaubawachs

- 30 Tropfen Karottenöl

- 30 Tropfen Himbeerkernextrakt

- 1 EL Zinkoxid

- 1 EL Titanweiß

Anleitung:

Über einem Wasserbad werden die Sheabutter, Kokosöl, Sesamöl und Carnaubawachs erhitzt und verflüssigt. Kurz auskühlen lassen. Anschließend die restlichen Zutaten einrühren und in einen Tiegel füllen.

Gut zu wissen: Titanweiß kann etwas weißeln. Dafür ist der Sonnenschutz sehr gut.

Wenn du eine Sonnenmilch herstellen möchtest, dann kannst du einfach das Carnaubawachs weglassen.

After Sun Pflege

After Sun Gel mit Aloe Vera

Zutaten:

- 1/2 Tasse Wasser

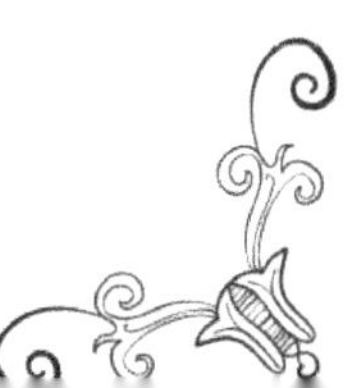

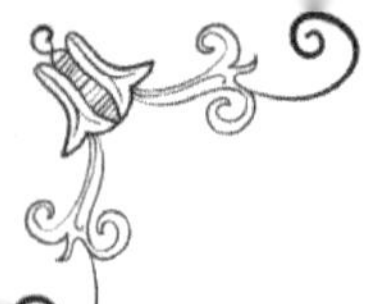

- 1/2 Tasse frisches Aloe Vera Gel

- 30 Tropfen Kamillenextrakt

Anleitung:

Bevor du die Zutaten vermengst, solltest du das Wasser einmal abkochen und auskühlen lassen. So ist das Gel länger haltbar. Anschließend werden die restlichen Zutaten untergerührt. Fülle das Gel in einen Tiegel oder einen Pumpspender.

Tipp: Lagere das Gel im Kühlschrank für eine extra Portion Frische!

After Sun Öl

Zutaten:

- 150 g Kokosöl

- 70 g frisches Aloe Vera Gel

- 50 g Olivenöl

Anleitung:

Das Kokosöl solltest du in einem Wasserbad erhitzen, um es zu verflüssigen. Kurz auskühlen lassen. Dann kannst du die restlichen Zutaten einrühren und in ein Schraubglas geben. Lagere das Öl im Kühlschrank und massiere es nach dem Sonnenbaden ein.

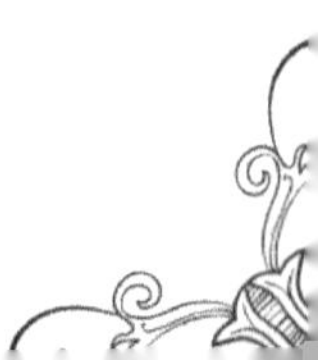

After Sun gegen Sonnenbrand

Zutaten:

- 50 ml Johanniskrautöl

- 5 Tropfen Vitamin E

- 5 Tropfen Lavendelöl

Anleitung:

Für die After Sun Pflege werden alle Zutaten miteinander gemischt. Fülle das Öl in einen kleinen Tiegel und lagere es im Kühlschrank. Das Öl ist besonders bei einem Sonnenbrand wohltuend.

After Sun Creme

Zutaten:

- 2 EL frisches Aloe Vera Gel

- 4 EL Sheabutter

- 4 EL Kokosfett

- 4 EL Olivenöl

- 3 Tropfen Lavendelöl

Anleitung:

Gebe die Sheabutter und das Kokosfett in eine Schüssel und erhitze sie über einem Wasserbad bis sie geschmolzen

sind. Lasse die Masse kurz auskühlen. Dann kannst du die restlichen Zutaten einrühren. Sobald die Creme abgekühlt ist, hat sie eine cremige Konsistenz.

Aloe Vera Spray

Zutaten:

- 150 g Hamameliswasser

- 45 g frisches Aloe Vera Gel

- 4 Tropfen Vitamin E

- 13 Tropfen Lavendelöl

- 6 Tropfen Pfefferminzöl

Anleitung:

Gebe alle Zutaten in einen Mixer und mixe sie für rund 10 Sekunden. Anschließend wird die Mischung in eine Sprühflasche gegeben. Das Spray eignet sich nicht nur als After Sun Pflege, sondern kann auch zwischendurch als Erfrischung genutzt werden. Lagere das Spray am besten im Kühlschrank.

After Sun Haaröl

Zutaten:

- 50 ml Weizenkeimöl

- 5 ml Arganöl

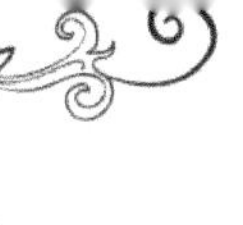

- 7 Tropfen Lavendelöl

- 6 Tropfen Sandelholzöl

- 7 Tropfen Rosenöl

Anleitung:

Vermische in einem ersten Schritt die Öle miteinander. Anschließend kannst du die ätherischen Öle einrühren. Fülle das Öl in eine kleine Flasche. Perfekt nach einem ausgiebigen Strandtag!

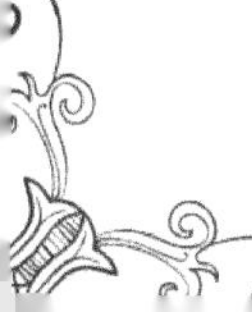

Bonus

Tattoo Creme

Zutaten:

- 25 g Sheabutter

- 15 ml Kameliensamenöl

Anleitung:

In einem Wasserbad die Sheabutter erhitzen und schmelzen lassen. Das Kameliensamenöl hinzugeben und alles verrühren, sodass sich die Zutaten miteinander verbinden. Die Creme in einen Tiegel umfüllen und über Nacht auskühlen lassen.

Gut zu wissen: Die Tattoo Creme pflegt die Haut und versorgt es mit genügend Feuchtigkeit, damit es ein Leben lang frisch aussieht.

Ohrwickel

Zutaten:

- 1 Zwiebel

- 1 Tropfen Eukalyptusöl

- 1 Tropfen Lavendelöl

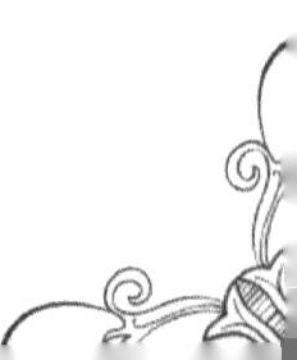

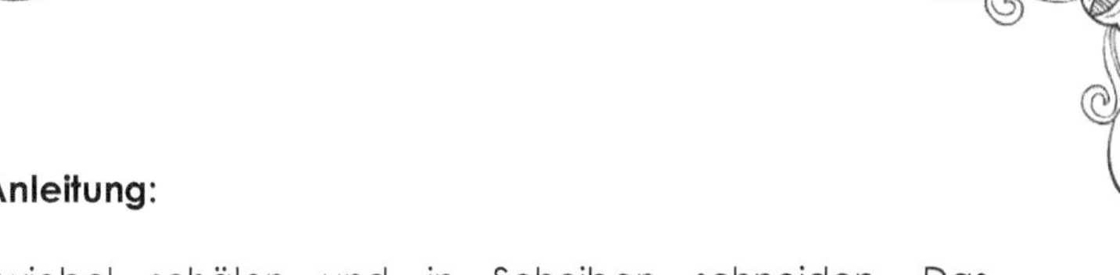

Anleitung:

Zwiebel schälen und in Scheiben schneiden. Das ätherische Öl auf die Zwiebel träufeln. Die Zwiebel in eine Ohrkompresse legen und für 20 Minuten auf das Ohr legen.

Baby Balm

Zutaten:

- 15 g Carnaubawachs

- 40 g Sheabutter

- 75 g Mandelöl

Anleitung:

Sheabutter und Wachs in einem Wasserbad schmelzen. Anschließend das Mandelöl hinzufügen. Gut verrühren, sodass sich alle Zutaten miteinander vermischen. In einen Tiegel füllen und auskühlen lassen.

Salbe gegen Neurodermitis

Zutaten:

- 1/2 Tasse Sheabutter

- 1/2 Tasse Mandelöl

- 10 Tropfen Lavendelöl

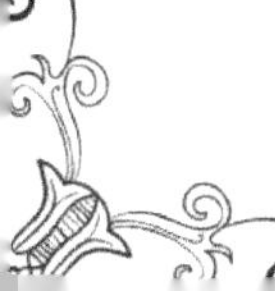

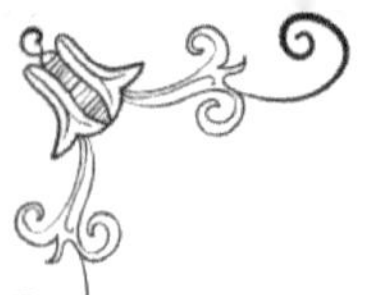

- 5 Tropfen Kamilleöl

- 2 Tropfen Teebaumöl

- 1 TL Carnaubawachs

Anleitung:

Sheabutter, Wachs und Mandelöl in ein Wasserbad geben und schmelzen. Etwas abkühlen lassen. Anschließend die restlichen Zutaten hinzufügen und gut verrühren. Die Salbe in einen Tiegel füllen und auskühlen lassen.

Gut zu wissen: Du solltest die Salbe zuvor auf einer kleinen Körperstelle testen, um die Hautverträglichkeit zu prüfen.

Nervensalbe

Zutaten:

- 20 Tropfen Rosmarinöl

- 15 Tropfen Lavendelöl

- 15 Tropfen Eukalyptusöl

- 5 Tropfen Ringelblumenöl

- 5 g Menthol

- 15 ml Melissengeist

- 50 ml Sesamöl

- 50 ml Mandelöl

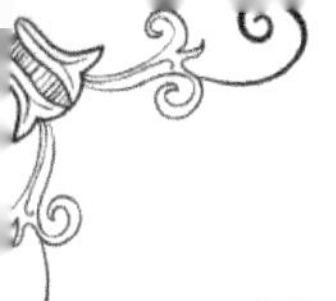

- 12 g Carnaubawachs

Anleitung:

Melissengeist und Menthol verrühren bis sich das Menthol aufgelöst hat. Das Wachs im Wasserbad schmelzen. Die restlichen Öle, sowie Melissengeist einrühren. Anschließend die ätherischen Öle hinzufügen und gut verrühren. In einen Tiegel füllen und auskühlen lassen.

Wund- und Heilsalbe

Zutaten:

- 100 ml Beinwellöl

- 12 g Carnaubawachs

Anleitung:

Die beiden Öle in einem Wasserbad erwärmen und schmelzen lassen. Je nach gewünschter Konsistenz noch etwas Beinwellöl oder Wachs hinzufügen. Die Creme in einen Tiegel füllen und auskühlen lassen.

Porenstreifen für die Nase

Zutaten:

- 1 EL Sojamilch

- 1 EL Agar Agar

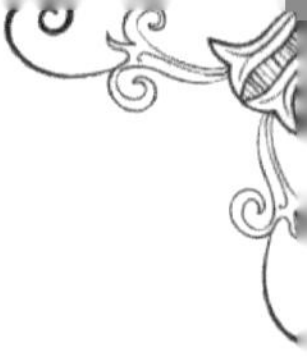

Anleitung:

Vermische beide Zutaten gründlich zu einer cremigen Masse. Erhitze die Masse kurz über einem Wasserbad. Sie sollte jedoch nicht zu heiß sein. Trage die Mischung mit einem Pinsel auf die Nase auf. Lasse das Ganze für 20 Minuten einwirken. Mit einem feuchten Tuch wird die Maske wieder abgenommen.

Nagellack

Zutaten:

- 50 ml Ethanol

- 10 g Benzoe

- 1 g Kieselsäure

- Veganes Farbpulver nach Wahl

Anleitung:

Ethanol in einem Wasserbad erhitzen. Benzoe einrühren und miteinander vermischen. Anschließend die Kieselsäure hinzufügen und gründlich verrühren. Den Nagellack in eine leere Nagellackflasche umfüllen.

Tipp: Du kannst dem Klarlack verschiedene Farbpigmente zusetzen, um farbigen Nagellack zu erhalten. So kreierst du deine eigenen Farben nach deinem persönlichen Geschmack.

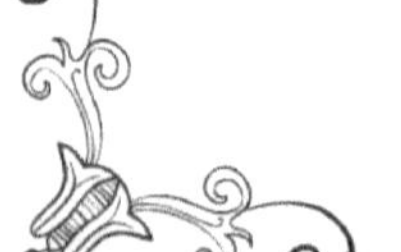

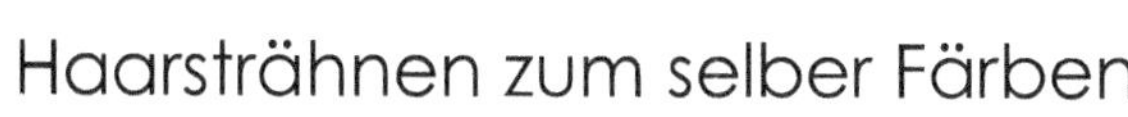

Haarsträhnen zum selber Färben

Zutaten:

- 1-3 Päckchen Backpulver

- Wasser

Anleitung:

Backpulver und Wasser zu einer Paste verrühren. Je nach Haarlänge mehr oder weniger Backpulver verwenden. Trage die Mischung auf einzelne Strähnen auf, um die helle Akzente im Haar zu setzen. Mit einem Handtuch bedecken und 1 Stunde einwirken lassen. Mit Wasser ausspülen.

Tipp: Wenn du dein komplettes Haar aufhellen möchtest, kannst du die Mischung auch im ganze Haar verteilen.

Haarspray

Zutaten:

- 1 Tasse destilliertes Wasser

- 5-6 EL Zucker

- Ätherisches Öl nach Wahl

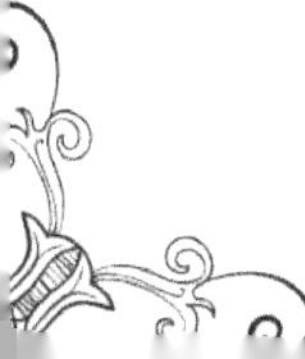

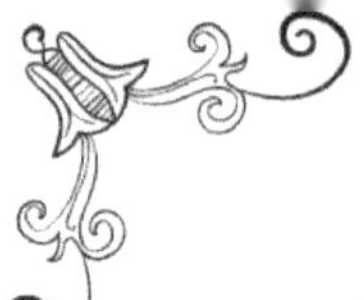

Anleitung:

Mische das Wasser und den Zucker in einer Schüssel miteinander. Der Zucker sollte sich vollständig auflösen. Anschließend wird die Mischung in eine Sprühflasche gefüllt.

Leinsamengel für die Haare

Zutaten:

- 30 g ganze Leinsamen

- 250 ml Wasser

Anleitung:

In einem Topf Leinsamen und Wasser miteinander vermischen und aufkochen. Die Temperatur herunterziehen und 4 Minuten köcheln lassen. Dabei stetig rühren. Sobald die Masse andickt, alles durch ein Sieb geben. Fülle das Gel in einen Tiegel und lasse es auskühlen.

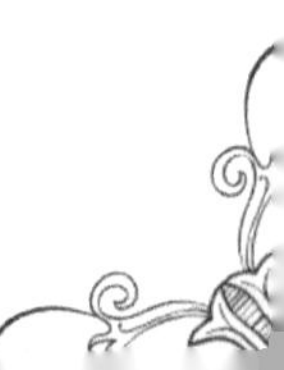

Fazit

Ich hoffe, ich konnte dir einige Inspiration geben und die Neugierde in dir wecken, die Rezepte selbst einmal auszuprobieren.

Wie du siehst, kommst du in vielen Fällen mit wenigen Zutaten aus, sodass du dir erst einmal einen Grundstock an den wichtigsten Zutaten anschaffen kannst. Wenn du Spaß an der Herstellung deiner eigenen Kosmetik hast, kannst du die Produkte nach und nach erweitern.

Zudem kannst du die ätherischen Öle in einigen Fällen beliebig austauschen und dir auch hier eine Basis an verschiedenen ätherischen Ölen zulegen.

Einige Rezepte beinhalten bewusst bestimmte ätherische Öle, da sie immer eine gewisse Wirkung auf den Körper haben. Dies ist jedoch durch die Eigenschaft des jeweiligen Produktes gekennzeichnet.

Probiere dich einfach aus! Deiner Fantasie sind keine Grenzen gesetzt!

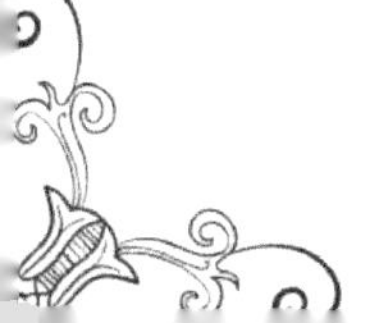

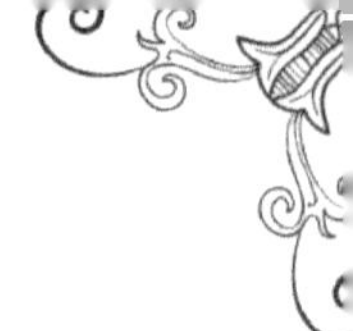

Haftungsausschluss

Die Umsetzung aller enthaltenen Informationen, Anleitungen und Strategien dieses Buches/E-Books erfolgt auf eigenes Risiko. Für etwaige Schäden jeglicher Art kann der Autor aus keinem Rechtsgrund eine Haftung übernehmen. Für Schäden materieller oder ideeller Art, die durch die Nutzung oder Nichtnutzung der Informationen bzw. durch die Nutzung fehlerhafter und/oder unvollständiger Informationen verursacht wurden, sind Haftungsansprüche gegen den Autor grundsätzlich ausgeschlossen. Ausgeschlossen sind daher auch jegliche Rechts- und Schadensersatzansprüche. Dieses Werk wurde mit größter Sorgfalt nach bestem Wissen und Gewissen erarbeitet und niedergeschrieben. Für die Aktualität, Vollständigkeit und Qualität der Informationen übernimmt der Autor jedoch keinerlei Gewähr. Auch können Druckfehler und Falschinformationen nicht vollständig ausgeschlossen werden. Für fehlerhafte Angaben vom Autor kann keine juristische Verantwortung sowie Haftung in irgendeiner Form übernommen werden. Die Nutzung der Rezepte und Zutaten folgen auf eigene Gefahr und auf eigene Verantwortung. Gerichtsort Zürich, Schweiz.

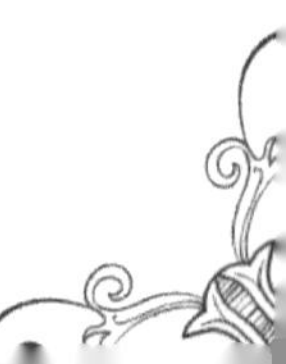

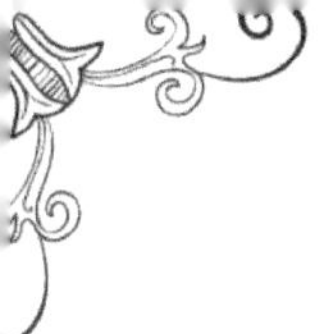

Urheberrecht

Alle Inhalte dieses Werkes sowie Informationen, Strategien und Tipps sind urheberrechtlich geschützt. Alle Rechte sind vorbehalten. Jeglicher Nachdruck oder jegliche Reproduktion – auch nur auszugsweise – in irgendeiner Form wie Fotokopie oder ähnlichen Verfahren, Einspeicherung, Verarbeitung, Vervielfältigung und Verbreitung mit Hilfe von elektronischen Systemen jeglicher Art (gesamt oder nur auszugsweise) ist ohne ausdrückliche schriftliche Genehmigung des Autors strengstens untersagt. Alle Übersetzungsrechte vorbehalten. Die Inhalte dürfen keinesfalls veröffentlicht werden. Bei Missachtung behält sich der Autor rechtliche Schritte vor.

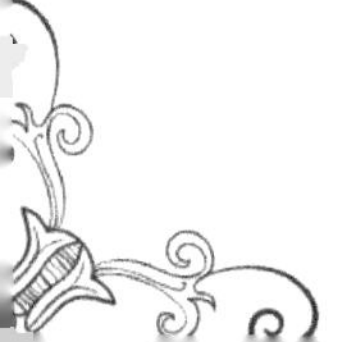

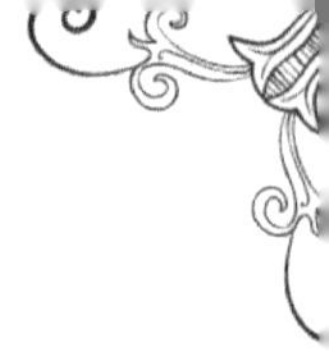

Impressum

© Mia Laarmann

2021

1. Auflage

Alle Rechte vorbehalten

Nachdruck, auch in Auszügen, nicht gestattet

Kein Teil dieses Werkes darf ohne schriftliche Genehmigung des Autors in irgendeiner Form reproduziert, vervielfältigt oder verbreitet werden

Rechtlicher Kontakt und Vertretung des Autors:

Mia Laarmann, c/o AutorenServices.de , Birkenallee 24, 36037 Fulda

Covergestaltung:

fiverr.com/germancreative

Coverfoto:

depositphotos.com

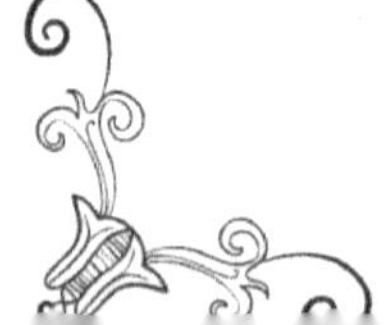
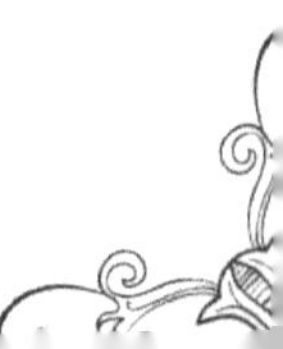

www.ingramcontent.com/pod-product-compliance
Lightning Source LLC
Chambersburg PA
CBHW070015260726
48663CB00005B/11